誰も教えてくれなかった！

頭蓋・顔面 病変の画像診断

編集
土屋一洋
埼玉医科大学総合医療センター
放射線科教授

MEDICAL VIEW

本書では，厳密な指示・副作用・投薬スケジュール等について記載されていますが，これらは変更される可能性があります。本書で言及されている薬品については，製品に添付されている製造者による情報を十分にご参照ください。

Diagnostic imaging of the skull and facial born
（ISBN978-4-7583-1607-1 C3047）

Editer : Kazuhiro Tsuchiya

2019. 3. 30 1st ed

©MEDICAL VIEW, 2019
Printed and Bound in Japan

Medical View Co., Ltd.
2-30 Ichigayahonmuracho, Shinjuku-ku, Tokyo, 162-0845, Japan
E-mail   ed@medicalview.co.jp

序

　日常の神経放射線領域では，画像診断の対象は頭蓋内病変がその大部分を占めている。しかしCTやMRIで同時に描出されている頭蓋骨や顔面骨にも，多彩な疾患や正常変異がまれながら認められる。頻繁に診断の対象となる外傷での骨折以外に，頭蓋内疾患あるいは全身性疾患と関連した病変も経験される。さらに病的なものと紛らわしい正常変異もしばしばみられ，ときに診断に難渋する。このように臨床で遭遇する頭蓋・顔面病変には病的意義のあるものとないものが混在している。残念ながら現状では国内国外を問わず，こういった多彩な頭蓋・顔面の画像所見をCTやMRIといった最近のモダリティを中心に総括した書物は見当たらない。それでは，これらの知識や情報を整理し，まずは放射線科画像診断医に実際的に役に立つものを作ることを目指そうと考えた。

　本書は月刊誌『臨床画像』に「頭蓋病変の画像診断」として2017年8月号から2018年7月号にかけて連載されたものを合本とした。上述のような発意でこの連載の企画を立てた時点から，連載終了後はぜひ1冊の本にしたいとメジカルビュー社の編集部の方々に願い出て，執筆いただいた先生方には連載時の原稿をさらに充実していただき，本書のような形に仕上げることができた。連載の段階から単純写真，CT，MRI，核医学検査などを含めたものとし，できるだけ総合的に画像所見を考察し，適切な診断に至る知識を整理できる内容を念頭に著者の皆さんには執筆してもらったが，単行本とする段階でさらなるブラッシュアップを図っていただいた結果，取り上げた内容の質や数，さらにそれらの画像ともども充実したものとなったと感じている。

　本書を画像診断を専らにする放射線科医のみならず，関連領域に携わる脳神経外科，脳神経内科，小児科，口腔外科などの多数の先生方に日々の診療の身近に置いて役立てていただける機会があれば編者として大きな喜びである。

　最後に，編者の意図をご理解いただき，連載の企画から単行本化に至るまで本書の刊行にご尽力下さったメジカルビュー社編集部の石田奈緒美さん，高橋　萌さん，加賀智子さんに厚くお礼申し上げます。

2019年1月吉日

埼玉医科大学総合医療センター放射線科

土屋一洋

CONTENTS

Chapter I 頭蓋の先天奇形①

安藤久美子, 石藏礼一

- 頭蓋の構造は複雑：頭蓋の構成と発達 10
- 膜性骨の欠損に起因する先天疾患 12
  - 頭蓋骨の全欠損(acrania)と無脳症(anencephaly/meroanencephaly) 12
  - 頭瘤(cephalocele) 13
    - 脳瘤(含むnasal glioma) 14
      - occipital cephalocele
      - parietal cephalocele
      - frontoethmoidal cephalocele, nasal glioma, nasal dermoid
      - nasopharyngeal encephalocele
      - 特発性側方蝶形骨脳瘤(spontaneous lateral spheloid cephalocele)
    - atretic cephalocele 18
  - 先天皮膚洞 19
  - sinus pericranii 21
  - 頭蓋骨類上皮腫, 類表皮腫 23
  - 羊膜破裂シーケンスまたは羊膜索症候群(amniotic band sequence) 23
  - その他の頭蓋骨欠損とlacunar skull 23
  - lacunar skull 25

Chapter II 頭蓋の先天奇形②

河中祐介

- 頭蓋縫合早期癒合症 27
- 頭蓋底陥入症(basilar impression) 34
- Dyke-Davidof-Masson症候群 35
- 線維性骨異形成症(fibrous dysplasia) 37
- 扁平頭蓋底 39

Chapter III 重要な頭蓋の正常変異

東　美菜子

- 頭蓋骨全体の厚さ：肥厚症との鑑別 40
- parietal thinning 40
- 脳回圧痕の解釈 42
- 縫合線と骨折線との鑑別 42
- 頭頂孔の鑑別 44

頭蓋病変の画像診断

乳突孔・後頭導出孔の鑑別 · 45
錐体後頭裂(破裂孔・頸静脈孔)の鑑別 · · · · · · · · · · · · · · · 45
含気形成による誤認 · 46
眼窩内脂肪の突出 · 47
くも膜顆粒の突出 · 47
lumps and bumps · 49
 prominent jugular tubercle · 49
 corrugations of the orbital roof · 49
 arcuate eminence of the superior semicircular canal · · · · 49
 planum sphenoidale · 49
 ossified interclinoid ligament · 50

Chapter Ⅳ　頭蓋と頭蓋底の骨折

馬場千紗，横田　元，会田和泰，山田　恵

頭部外傷の疫学 · 52
頭部外傷の画像診断 · 52
 CT撮像の適応 · 52
 CT撮像方法と基本的な読影手順 · · · · · · · · · · · · · · · · · · · 53
 必要となりうる追加検査 · 54
線状骨折 · 54
陥没骨折 · 55
縫合離開 · 57
側頭骨骨折 · 58
 画像検査と読影上の注意点 · 58
 側頭骨骨折の分類 · 61
 側頭骨骨折の合併症 · 62
  伝音性難聴
  感音性難聴・眩暈・外リンパ漏
  顔面神経麻痺
  髄液漏
  血管損傷
growing skull fracture · 64
小児虐待による頭部外傷 · 66

Chapter V　顔面骨折

小玉隆男

- 顔面骨の構造的支柱：facial buttress system ･････････････････ 68
- 顔面骨折の画像診断 ･･･････････････････････････････････････ 68
- 各部位における骨折 ･･･････････････････････････････････････ 69
  - 前頭洞骨折 ･･･ 69
  - 鼻骨骨折，naso-orbito-ethmoid(NOE)骨折 ･･････････････ 71
  - 眼窩骨折 ･･･ 71
    - 内部眼窩骨折，眼窩吹き抜け(blow-out)骨折 ･････････ 72
    - 眼窩縁骨折 ･･･ 74
  - 頬骨骨折，zygomatico maxillary complex(ZMC)骨折 ･････ 74
  - 上顎骨折(顔面中央部中心部骨折) ････････････････････････ 75
  - 下顎骨骨折 ･･ 78
  - 小児における顔面骨折 ････････････････････････････････ 78

Tips & Tips　Le Fort骨折 ････････････････････････････････ 77

Chapter VI　全身疾患の頭蓋病変

森　墾

- 血液疾患 ･･･ 82
- 代謝疾患 ･･･ 84
- 頭蓋病変を認めるその他の疾患 ･････････････････････････････ 87

Chapter VII　頭蓋と近傍の炎症性疾患

外山芳弘

- 頭蓋骨髄炎 ･･･ 90
- 急性浸潤性真菌性鼻副鼻腔炎 ･･･････････････････････････････ 92
- 粘液瘤(mucocele) ･･ 94
- 真珠腫(cholesteatoma)と耳性頭蓋内合併症 ･･････････････････ 96
- コレステリン肉芽腫(cholesterol granuloma) ････････････････ 97

Chapter VIII　頭蓋内圧亢進に伴う頭蓋の変化

前田正幸

- 頭蓋内圧亢進とは · 100
- 頭蓋内圧亢進の画像所見 · 100
  - 縫合離開 · 100
  - 指圧痕 · 101
  - トルコ鞍の変化 · 101
- 特発性頭蓋内圧亢進症 · 105
- 裂孔頭蓋 · 106

Tips & Tips　特発性頭蓋内圧亢進症の歴史 · · · · · · · · · · · · · · 104
　　　　　　単純X線写真による髄膜腫の診断 · · · · · · · · · · · · 106

Chapter IX　頭蓋冠の腫瘍性病変①

中山　学, 中里龍彦, 山國　遼, 江原　茂

- 骨腫(osteoma) · 108
- 血管腫(hemangioma) · 109
- 類表皮嚢胞(epidermoid cyst) · · · · · · · · · · · · · · · · · · · 111
- Langerhans細胞組織球症(LCH) · · · · · · · · · · · · · · · · · 112
- 線維性骨異形成症(fibrous dysplasia；FD) · · · · · · · · 113

Chapter X　頭蓋冠の腫瘍性病変②

中山　学, 中里龍彦, 山國　遼, 江原　茂

- 骨内髄膜腫(intraosseous meningioma) · · · · · · · · · · 116
- 頭蓋骨転移(skull metastasis) · · · · · · · · · · · · · · · · · · · 117
- 多発性骨髄腫(multiple myeloma), 形質細胞腫 · · · · 119
- 悪性リンパ腫(malignant lymphoma) · · · · · · · · · · · · 120
- 骨肉腫(osteosarcoma) · 121

Chapter XI 頭蓋底の腫瘍性病変

大原有紗, 土屋一洋

- 脊索腫(chordoma) ・・・・・・・・・・・・・・・・・・・・・・・・・・・・・・・・・・・・・・124
- 浸潤性下垂体腺腫(invasive adenoma) ・・・・・・・・・・・・・・・・・・・・126
- 頭蓋底転移(skull-base metastasis) ・・・・・・・・・・・・・・・・・・・・・・・128
- 泡状外脊索症(ecchordosis physaliphora) ・・・・・・・・・・・・・・・・・129
- 軟骨肉腫 ・・131
- 線維性骨異形成症(fibrous dysplasia;FD) ・・・・・・・・・・・・・・・・133
- endolymphatic sac tumor(ELST) ・・・・・・・・・・・・・・・・・・・・・・・135
- 骨巨細胞腫 ・・・137

Chapter XII 顎骨の腫瘍性病変

竹内明子, 箕輪和行

- エナメル上皮腫(ameloblastoma) ・・・・・・・・・・・・・・・・・・・・・・・・142
- 歯牙腫(odontoma) ・・・・・・・・・・・・・・・・・・・・・・・・・・・・・・・・・・・・144
- 歯原性角化嚢胞(odontogenic keratocyst) ・・・・・・・・・・・・・・・・147
- 歯原性粘液腫(odontogenic myxoma) ・・・・・・・・・・・・・・・・・・・・147
- 石灰化歯原性嚢胞(calcifying odontogenic cyst) ・・・・・・・・・・149
- 顎骨壊死(osteonecrosis of the jaw) ・・・・・・・・・・・・・・・・・・・・・151
- 放射線性骨髄炎・骨壊死(osteoradionecrosis;ORN) ・・・・・・155

索引 ・・・・・・・・・・・・・・・・159

執筆者一覧

■編集

土屋一洋　　　埼玉医科大学総合医療センター放射線科教授

■執筆

安藤久美子　　兵庫医科大学放射線医療センター准教授
石藏礼一　　　兵庫医科大学放射線医学教室准教授
河中祐介　　　兵庫医科大学放射線医学教室
東　美菜子　　宮﨑大学医学部病態解析医学講座放射線医学分野
馬場千紗　　　京都府立医科大学放射線診断治療学講座
横田　元　　　千葉大学医学部附属病院放射線科
会田和泰　　　京都府立医科大学放射線診断治療学講座
山田　惠　　　京都府立医科大学放射線診断治療学講座教授
小玉隆男　　　宮崎県立宮崎病院放射線科部長
森　墾　　　　東京大学大学院医学系研究科放射線医学講座准教授
外山芳弘　　　髙松赤十字病院放射線科部長
前田正幸　　　三重大学大学院医学系研究科先進画像診断学講座教授
中山　学　　　岩手医科大学放射線医学講座
中里龍彦　　　脳神経疾患研究所附属総合南東北病院 頭頸部画像診断センター センター長
山國　遼　　　福島県立医科大学放射線医学講座
江原　茂　　　岩手医科大学放射線医学講座教授
大原有紗　　　杏林大学医学部放射線医学教室
土屋一洋　　　埼玉医科大学総合医療センター放射線科教授
竹内明子　　　北海道大学大学院歯学研究院口腔病態学分野歯科放射線学教室
箕輪和行　　　北海道大学大学院歯学研究院口腔病態学分野歯科放射線学教室教授

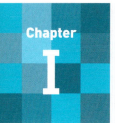

頭蓋の先天奇形①

安藤久美子，石藏礼一

頭蓋の構造は複雑：頭蓋の構成と発達

Keyword

　頭蓋骨というと，前頭骨，側頭骨，頭頂骨，後頭骨といった，脳を上から包んだ部分のみを思い浮かべてしまうが，解剖学的には，頭蓋は脳を包む神経頭蓋（軟骨部，膜性部）と，それ以外の内臓頭蓋（または顔面頭蓋）から成り立っている（表1）。立って歩くようになったヒトでは複雑でわかりにくいが，原始脊索動物と比較すると，構成がわかりやすい（図1）。

　内臓頭蓋は，第1，第2鰓弓由来で，ヒトでは頭蓋の深部に存在する。

　神経頭蓋のなかで，床の部分は軟骨部（軟骨が一度できてから骨に置き換わる）からなり，天井部分は膜性骨（軟骨を経ないで，脳周囲の間葉から直接骨になる薄い骨）からなっている[1〜3]。膜性骨は脳が発達した後に発生してきたもので，脳の大部分を包むため，ヒトでは膜性骨の部分が非常に大きい。なお，顎骨も（内臓頭蓋ではあるが）膜性骨由来で新しい組織である。原始的な魚類では食べ物は吸い込んで濾過していた。噛むとか話すという行動は後から発生したのである。顎がない原始的な脊索動物は，鰓弓由来の内臓頭蓋と軟骨頭蓋しかなかったようである[2]。

Keyword

　発生学的には，まず，内臓頭蓋と神経頭蓋軟骨部が発生し，その後，膜性骨が発生する（図2）。

　膜性骨は自ら膨張するのでなく，髄膜に包まれた脳と脳脊髄液の膨隆を包みながら大きくなる（髄膜の形成には神経堤と間葉が関与し，受精20〜35日の間に神経管の周囲に形成される）。一次神経胚の頭側の閉鎖が起こらないと無脳症とともに膜性骨の欠損が起こる（anencephaly）。また，脊髄髄膜瘤では一次神経管の尾側閉鎖不全により脳脊髄液が外に漏れる。このため，脳室などの膨隆が妨げられるため，頭蓋も小さくなりChiari Ⅱ型奇形の原因となると考えられている[2,4]。

　近年，後頭骨鱗部と脳の発生が強く関連することがわかってきた。これに関連して，哺乳類の脳の大きさと頭蓋骨の発生の関連を検討した小薮らの論文はとても興味深い（文献5は論文自体でopen accessだが少し難しい。文献6のサイトはそれを解説したものでわかりやすい）[5,6]。

Keyword

　膜性骨はまた，出生時に完成しておらず，骨膜のみの泉門が存在している（図3）。泉門があるため，頭蓋は，出生時の変形に耐えることができ，また，その後おおよそ16年，特にはじめの2年の著しい脳の成長に耐えることができる。大泉門の閉鎖時期は2〜3年，小泉門は6カ月〜1年，前側頭泉門は6カ月〜1年，後側頭泉門は1〜1年6カ月とされている。ただし，20代までは縫合はまだ軟部組織で，中年期以降に線維化して骨化する。このため，縫合線の骨化は個体年齢の推定に用いられる[3,5]。

表1 頭蓋の構成

頭蓋	神経頭蓋	膜性部		前頭骨，側頭骨，頭頂骨，後頭骨（鱗部）
		軟骨部	椎骨の延長	後頭骨，蝶形骨，篩骨
			感覚器の入れ物	側頭骨，蝶形骨，篩骨
	内臓頭蓋			上顎骨，下顎骨，口蓋骨

（文献1より引用改変）

図1　原始脊索動物(a)とヒトの頭蓋(b)の進化的対応

ヒトの咽頭弓は脊索動物の鰓（鰓弓）が変化したもので，ヒトの顎部と頸部の骨格の基礎となる（■）。ヒトの大きくなった脳は，軟骨頭蓋と膜性骨によって包まれる。膜性骨はまた，ヒトの顔面の一部も包む。

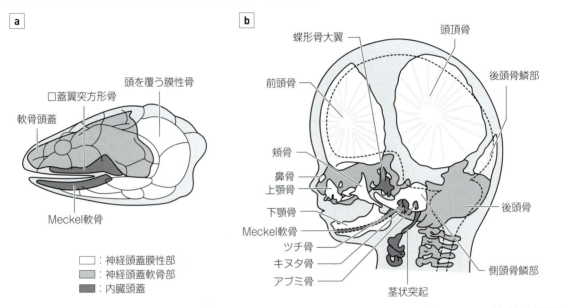

（文献1より引用改変）

図2　ヒトの頭蓋の発達

まず鰓弓由来の内臓頭蓋と，軟骨頭蓋ができ，その後，膜性骨が発達する。

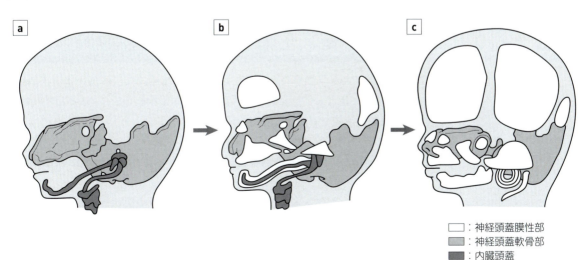

図3　新生児の頭蓋骨と縫合

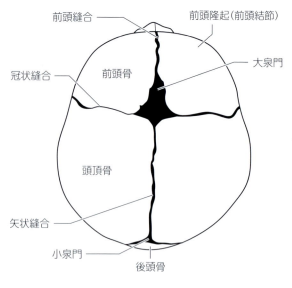

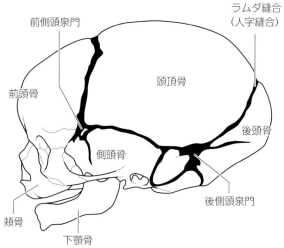

(http://skeletalsystemdev.weebly.com/development-of-skull.htmlより引用改変)

膜性骨の欠損に起因する先天疾患

膜性骨の欠損は大きなものから小さなものまでさまざまで，程度によって胎児死亡に至るものから，ほとんど無症状で偶然気付かれるものまである。ほとんどの場合，欠損部から脳脊髄液腔や脳などの脱出を伴う。

■ 頭蓋骨の全欠損（acrania）と無脳症（anencephaly/meroanencephaly）

頭蓋骨の全欠損は単独で見られることはなく，脳の著しい低形成に伴って見られる。1/1,000出生に見られるとされている。出生後は生存が困難であり，画像を見ることは少ない。胎生期4週に起こる頭側の神経孔の閉鎖不全（neural tube defect；NTD）によるとされている。大脳ならびに小脳（脳幹を覆う部分）が形成されないとともに頭蓋と表皮も形成されない（図4, 5）[3]。

図4 一次神経胚閉鎖

諸説あるが，神経胚の閉鎖は2または3点から始まる。その結果，最後に閉鎖する孔が，頭側から，前神経孔(anterior neuropore)，後脳神経孔(hindbrain neuropore)，後神経孔(posterior neuropore)である。それぞれ，無脳症，後頭部の脳瘤，脊髄髄膜瘤の原因となると考えられる。

図5 頭蓋欠損と無脳症

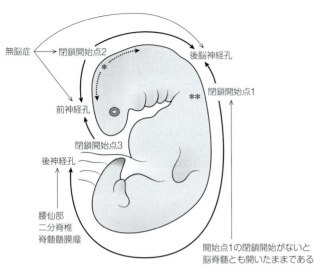
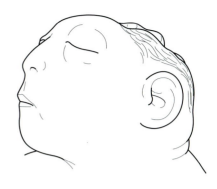

(Copp AJ, et al：The genetic basis of mammalian neurulation. Nat Rev Genet, 4：784-793, 2003. より引用改変)

図6 頭瘤(cephalocele)の分類と内容物

a：脳髄膜瘤または脳瘤(meningoencephalocele or encephalocele)；髄膜に包まれた脳実質を含む脳脊髄液。
b：髄膜瘤(meningocele)；髄膜に包まれた脳脊髄液。
c：atretic cephalocele；痕跡的脳実質，線維組織，硬膜を含む。
d：gliocele；glia細胞で構成された囊胞で内容は脳脊髄液。

内部に脳脊髄液腔と脳自体が入り込むものを髄膜脳瘤，脳脊髄液腔のみが入り込むものを髄膜瘤，痕跡的な線維組織や編成した脳組織をみるものをatretic cephalocele，glia細胞で縁取られた囊胞のみであるものをglioceleとよぶ。

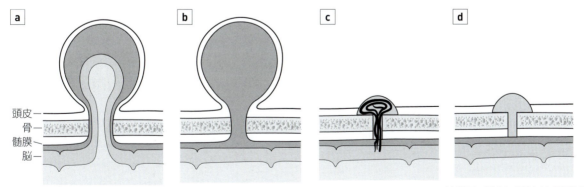

(文献7のp1294，図34より引用改変)

🔖 頭瘤(cephalocele)

脱出するものによって，髄膜脳瘤または脳瘤(meningoencephaloceleまたはencephalocele)，髄膜瘤(meningocele)，atretic cephalocele，glioceleの4つに分類される(図6)[7,8]。

Keyword

図7 主な頭瘤の発生部位と特徴

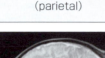
頭瘤(cephalocele)

| 後頭 (occipital) | 頭頂 (parietal) | 前頭篩骨洞 (frontoethmoidal nasal) | 経蝶形骨洞 (transsphenoidal) |

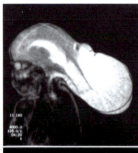 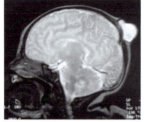 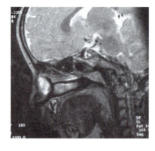 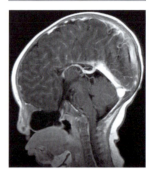

(文献9より許可を得て転載)
(経蝶形骨洞の症例はTaipei Medical University, Sandy Chen先生のご厚意による)

また，脱出する部位によって，図7のように分類される。

原因は，頭側での神経管の閉鎖障害とする説や，神経管閉鎖後の間葉組織の発生障害が主とする説もみられる。前頭部や頭蓋底の脳瘤については外胚葉の分離障害，局所的な頭蓋底骨の発生障害も挙げられている。このほか，水頭症など脳圧亢進，羊膜索症候群による頭蓋骨の欠損など二次性に生じる例もある。原因は遺伝性，栄養性，環境因子などさまざまなものがあるとされている[8]。

頭瘤はinternal nasal gliomaやnasopharyngeal encephaloceleなど一部の例外を除くと，生下時より外表の奇形として診断されていることが多い。画像診断において，CTによる骨欠損部の把握とともに，脱出の内容，頭蓋内との関係を把握する必要がある。正中線上にあるものが多いので，T2強調矢状断像が有用である。静脈奇形の合併も多く，突出部内に静脈が入り込むこともある。MR venographyやCT angiography，CT venographyの撮影も考慮する。頭蓋内の合併奇形は，経過観察で明瞭となることもあるので，フォローアップ時の注意深い観察も必要である。

▶脳瘤(含むnasal glioma)

脳瘤の頻度は1/1,000〜2,000出生とされている。

・occipital cephalocele

最も多いのが，occipital encephaloceleで，後頭骨の骨欠損部(人字縫合から大後頭孔の高さ)から生じる。テント上下のどちらか，または両方の成分が脱出する。Chiari Ⅲ型奇形，Dandy-Walker症候群，脳梁欠損などさまざまな奇形を合併する。神経学的予後，生命予後ともに不良である(図8)[9]。

図8　occipital meningoencephalocele（後頭部脳髄膜瘤）

生下直後，女児。
a：単純CT，b：脂肪抑制T2強調矢状断像
後頭部に広範な骨欠損が見られ，同部から髄膜と後頭葉と小脳が頭蓋外に突出している。

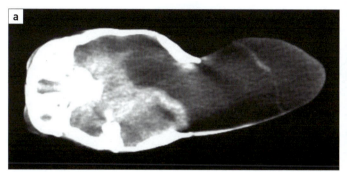
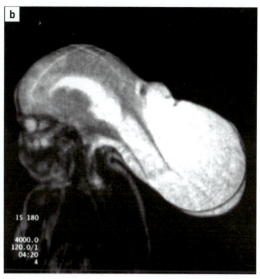

（文献9より許可を得て転載）

図9　parietal cephalocele（meningocele）

生後1日，女児。
T2強調矢状断像
出生時より頭頂部腫瘤を認めた。頭頂部頭蓋外に嚢胞がみられ（↑）内部に脳組織を認めない。頭蓋内に合併奇形はみられなかった。

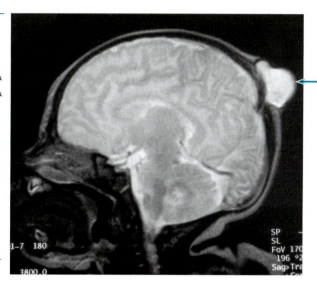

（兵庫県立こども病院症例。あいち小児保健医療総合センター金川公夫先生のご厚意による）

診断のPoint

- parietal cephalocele
　頭頂部欠損部からのテント上の成分が脱出する。頻度は低い。やはり，ChiariⅢ型奇形，Dandy-Walker症候群，脳梁欠損などさまざまな奇形を合併する。神経学的予後は不良である（図9，図はmeningocele）。

- frontoethmoidal cephalocele，nasal glioma，nasal dermoid
　いずれも前頭蓋底に発生し，鼻の正中に腫瘤を形成するところが共通している。発生学的にもおそらく同様とBarkovichは述べている。すなわち，胎生期に髄膜は鼻の軟骨，鼻骨と連続しているが，前頭骨の盲孔（foramen cecum of frontal bone）の閉鎖不全などにより，この連続が残ったままとなると，鼻の側ではこれが陥凹（dimple）や皮膚洞（dermal sinus）となる一方，頭蓋内容がこの残った硬膜の通路を介

図10 foramen cecum(a)，nasal dermoid(b)，frontoethmoidal encephalocele(c)，nasal glioma(d)の発生

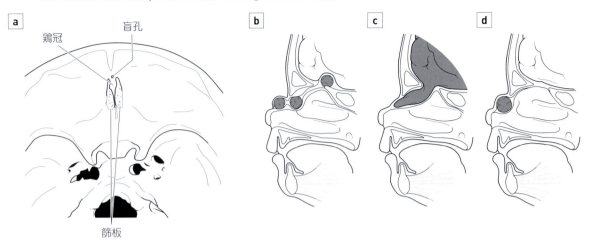

(Lalwani AK：CURRENT Diagnosis & Treatment in Otolaryngology－Head & Neck Surgery, 3e. McGraw-Hill Medical, NewYork, 2011. より引用改変)

図11 nasal glioma

4歳，女児。右鼻腔内腫瘤を主訴に来院。
T2強調矢状断像
右鼻腔に高信号の水滴状の腫瘤を認める。索状構造が腫瘤から頭蓋底に向かっている（↑）。

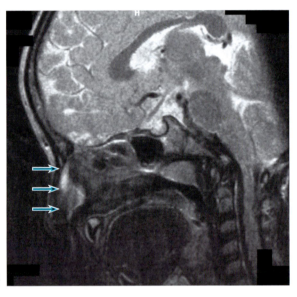

(文献10より許可を得て転載)

鑑別疾患

画像の特徴

して，さまざまな程度で頭蓋外に突出する（図10）。欠損部の内容としては脳の成分を含むencephaloceleのほかに皮膚洞のみを見るもの，皮膚洞のなかに髄膜といわゆる脳の過誤腫であるnasal gliomaを見るもの，dermoidを見るもの，などが知られている。nasal gliomaはgliomaと名前が付いているが，新生物ではない。内部に過誤腫様の脳組織を見る。水滴状の形をとり，しばしば頭蓋底側に向かう索状物を見るが，脳実質との交通は見られないことが多い。皮膚に覆われ，鼻腔内にあるもの（intranasal glioma：40％）と皮下にあるもの（extranasal glioma：60％）がある。まれに増大を見ることがある[8,10]（図10〜12）。

- nasopharyngeal encephalocele

診断のPoint

まれである（わが国では，1/35,000〜40,000出生以下）が，前頭蓋底から頭蓋内容が鼻腔内に突出したものである。前神経孔の閉鎖不全や，頭蓋底の形成不全によると

図12　nasal dermal sinus

16カ月，男児。nasal dermal sinus とnasal gliomaと考えられる症例。生下時より鼻梁の毛髪を伴った陥凹（dermal sinus）から滲出液が見られた。

a：骨条件CT
鼻骨正中に骨欠損があり，前方で皮下と交通している（↑）。

b：T2強調矢状断像
高信号の管状構造が頭蓋底と連続している（↑）。

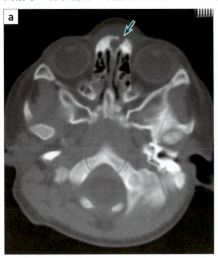
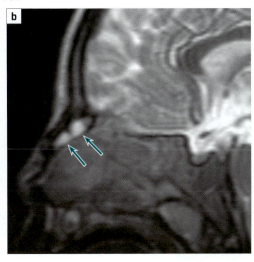

（Taipei Medical University Hospital のSandy Chen先生のご厚意による）

図13　nasopharyngeal encephalocele

新生児。

a：T2強調冠状断像
前頭蓋底から鼻腔内に突出する嚢胞性病変が見られ（↑），一部脳の陥入も見られる。

b：造影T1強調矢状断像
髄膜炎をきたしており，くも膜と軟膜の増強効果が見られる。

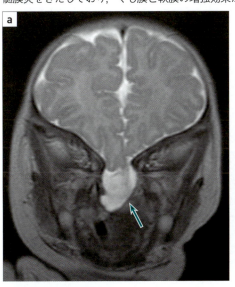
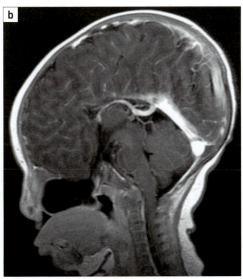

（Taipei Medical University, Sandy Chen先生のご厚意による）

🔍 鑑別疾患

されている。しばしば鼻腔内腫瘍と間違えられる。新生児の"don't touch lesion"の1つである。大きいと鼻気道を狭窄し，口呼吸になる。また，表面にないためしばしば発見が遅れる。髄液鼻漏や感染で小児期に発見されたり，成人まで発見されないこともある。脳梁欠損（80%）や視神経乳頭萎縮，colobomaも見られる[8,10,11]（図13）。

図14 特発性側方蝶形骨脳瘤

40歳代，女性。
a：CT冠状断像
左蝶形骨の拡大と骨欠損を認める（↑）。
b：STIR冠状断像，c：造影T1強調矢状断像
MRIにて骨欠損部から髄液腔が骨欠損部内に突出しているのが観察される（↑）。内部には変性を伴った側頭葉の脳組織が見られる。

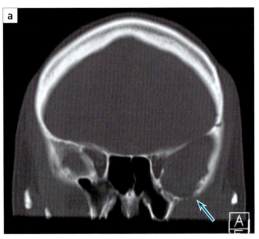
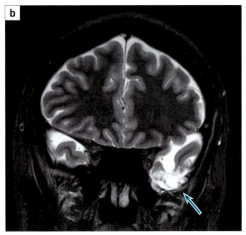
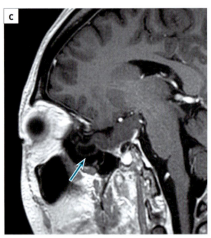

- 特発性側方蝶形骨脳瘤（spontaneous lateral spheloid cephalocele）

　特発性側方蝶形骨脳瘤（図14）は，蝶形骨側方に発生して，蝶形骨洞内に突出，または蝶形骨内大翼内に突出する脳瘤で，外傷後などの二次性を除くものを指す。他の脳瘤と異なり，多くは40歳代前後で発見される。女性にやや多いとされる。頭痛，髄液漏，髄膜炎，てんかんなどで発見されることが多い。画像では，よく発達した蝶形骨洞側方部に突出する脳瘤が見られ，突出部の骨表面には拡大したくも膜顆粒（arachnoid pit）が見られる。またしばしば，empty sellaを伴う。発生は不明だが，出生後のarachnoid pit，蝶形骨洞の発達が関与するという推察もある[12]。

▶atretic cephalocele

　atretic cephaloceleはcephaloceleの37〜50％を占めるとされる。正中の数cm以下の小腫瘤として認めることが多い。頭頂部（後頭隆起，静脈洞交会よりも上）と，後頭部（後頭隆起，静脈洞交会よりも下）に多い。頭蓋骨に小さい骨欠損があり，これ

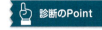

を通して頭蓋内容と連続している．内容物は変性した脳髄膜組織である．成因はいまだ不明で，さまざまなものが提唱されており，rhombencephalic vesicleなど脳のblow out，neural crestの分離障害，萎縮した脳瘤などが考えられている．頭頂部のものは上矢状洞の突出や鎌静脈洞（embryonic falcine sinus）（Galen静脈からcephaloceleに連続する静脈洞で直洞の高位を見る）をしばしば認める．孔脳症，脳梁形成異常，半球間裂嚢胞など脳内合併奇形が多く，神経学的予後不良な例もある．後頭部のものは合併奇形が少ないとされているが，提示症例のように合併奇形を見る例も存在する[9,13〜15]（図15，16）．

新生児，乳児の皮膚に見られる頭血腫（cephalohematoma），dermoid, epidermoid, 血管腫，sinus pericraniiなどとの鑑別が必要となる．sinus pericraniiとの鑑別は，しばしば難しい．

■ 先天皮膚洞

先天皮膚洞（congenital occipital dermal sinus）は，一次神経胚形成不全によるとされ，正常皮膚と同様の構造を含んだ管が，表皮から深部に入り込んだものである．神経外胚葉と表皮外胚葉の分離の最終段階で，1カ所のみ分離不全（non-disjunction）が起こったものと考えられている．好発部位は腰仙部（75％）だが，頭蓋正中部（15％）にも見られる．頭蓋骨では後頭骨が多い（85％）．視診にて正中に皮膚陥凹または小孔が見られる．

その他，皮膚の色素沈着，毛髪，血管腫などがしばしば見られる．皮膚洞はしばしば頭蓋内に連続し，類表皮腫や類上皮腫を合併する．これらにより感染や化学性髄膜炎をきたすため早期に皮膚洞および合併病変の外科的切除を行う[16]．

Tips & Tips　くも膜顆粒と脳ヘルニア

・くも膜顆粒（図A）とは，くも膜が外方に突出している部分をいい，髄液を静脈洞に排出する装置と考えられている．
・上矢状洞や後頭蓋窩静脈洞に多い．
・pia arachnoid membrane内にarachnoid villiが入り込んでいる．
・加齢に伴って大きくなる．
・大きくなると頭蓋骨内板を変形させて，内部に脳の一部が入り込んでいることがある[a]．

a) Battal B, Castillo M：Brain herniations into the dural venous sinuses or calvarium：MRI of a recently recognized entity. Neuroradiol J, 27：55-62, 2014.

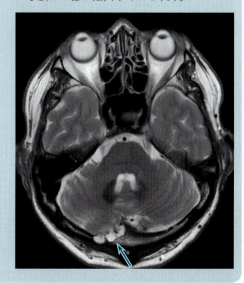

図A　くも膜顆粒
50歳代，男性．
T2強調像
右の横洞内に突出するカリフラワー状の水信号があり，くも膜顆粒と考えられる．内部に小脳の一部が陥入している（↑）．

図15　occipital atretic cephalocele

男児。
a：生後2日のCT矢状断像，b：生後2日の3D-CT，c：生後2日のT2強調矢状断像，d, e：5歳時のT1強調像

生下時より後頭部に腫瘤が見られていた。CTで後頭骨骨欠損があり，同部から頭頂部骨欠損部から頭蓋内と連続する髄液腔の突出が見られる（aの↑）。MRIにて，内部に索状物を認めている（cの↑）。小脳虫部は翻転している。出生時から疑われてはいたが，フォローアップのMRIにて，脳室周囲の異所性灰白質（dの↑）と，右小脳橋角部の脂肪腫またはdermoid（eの↑）が明瞭である。

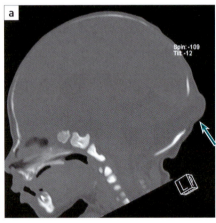
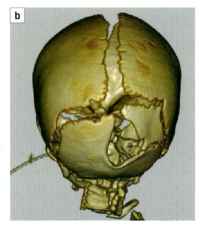
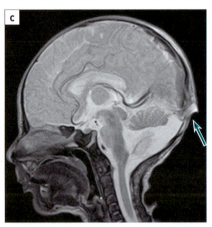
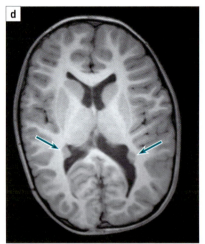
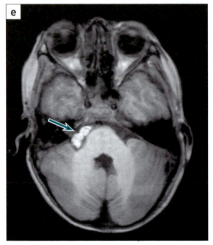

図16　occipital atretic cephalocele

1カ月，女児。後頭部の皮下腫瘤に気付かれて受診。
MRIのCISS（constructive interference in steady state）法
皮下腫瘤の直下に頭蓋骨を貫通する索状物があり（↑），頭蓋内と交通している。索状物は静脈洞交会部直下に連続している。後頭蓋窩にはくも膜囊胞と思われる液体貯留が見られる（＊）。

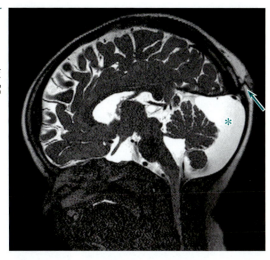

図17　大泉門部類上皮腫

新生児，男児。
a：T2強調像，b：造影T1強調矢状断像
大泉門部にT2強調像で高信号，T1強調像で低信号の腫瘤を認める（↑）。
造影効果は受けていない。

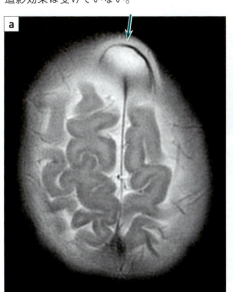
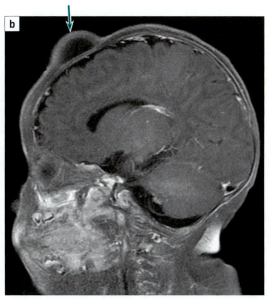

（Taipei Medical University HospitalのSandy Chen先生のご厚意による）

画像の特徴
　画像所見では，CTで皮膚洞が貫通する部分に小孔を見る。CT，MRIで皮膚洞と連続する索状管状構造が見られる（図12参照）。しばしば，類上皮腫（epidermoid cyst）（図17），類表皮腫（dermoid cyst）を伴う。

sinus pericranii

診断のPoint
　sinus pericraniiは拡張した頭蓋外の静脈で，頭蓋内の静脈洞（多くは上矢状洞）とtranscalvarium emissary vein を介して交通している。頭蓋の皮下に，軟らかい，頭蓋内圧の変化により大きさが変化する腫瘤として見られ，1.5cm以下のものが多い。

図18 sinus pericraniiまたはparietal atretic cephaloceleと考えられる症例

2歳，男児。頭頂部の大きさが変わる柔らかい腫瘤に気付かれて受診。
a：単純X線写真
頭頂部骨正中部に骨欠損が見られる（↑）。
b：T2強調矢状断像
欠損部から頭蓋内と連続する扁平な腔があり，内部にflow voidが見られる（↑）。
c，d：MR venography
内部に静脈血流信号が見られる。合流部からGalen大静脈に向かう静脈[鎌静脈洞（falcine sinus）]が見られる（cの↑）。直静脈洞の挙上を伴っている（cの⇡）。同部で上矢状洞には（骨欠損を取り囲むように）窓形成が見られる（dの↑）。

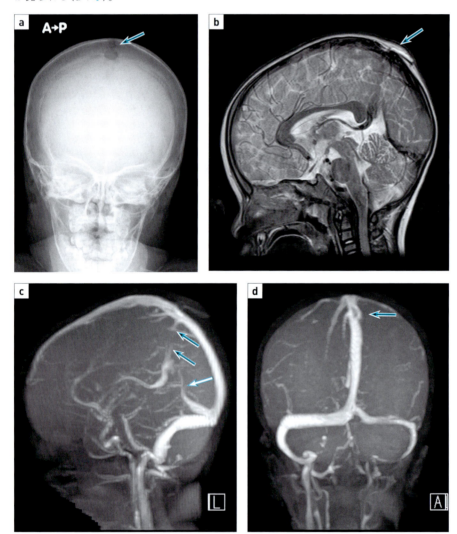

正中部前方に多いが，傍矢状部や側頭部に見られることもある。正中部発生のものは，静脈洞の形成異常を伴うことがある。造影にて静脈洞と同等に造影される。通常治療は必要ない[8]。atretic cephaloceleでも，静脈が内部に入り込むことがあるので，sinus pericraniiとの鑑別はしばしば難しい（図18）。

■ 頭蓋骨類上皮腫，類表皮腫

臨床的にはゆっくりした進行性の無痛性皮下腫瘤として見られる。頭蓋骨の板間層(intradiploic)に発生して，外板を侵食し，頭皮下に至るが，半数は内板も侵食して硬膜に接する[17,18]。

先天性の場合と後天性の場合がある。先天性が多く，神経管閉鎖過程で，皮膚外胚葉が迷入し，頭蓋骨内に残った組織から発生する。よって先天性のものは正中部や傍正中部発生が多い。後天性のものは，術後や外傷後に皮膚成分が入り込んだものから発生する[18]。

好発部位は正中の大泉門部，骨縫合部，眼窩内などとされている。類表皮腫が正中部に多いのに比べて類上皮腫は傍正中部に発生することが多いとされる[17]。

単純X線写真では，境界明瞭な円形または分葉状の骨破壊像を認め，硬化縁を伴い，scallopingを認める。CTでは造影されない低吸収の領域で，境界明瞭な骨硬化縁を伴う骨欠損として見られる。類上皮腫はMRIでは，T1強調像で脳脊髄液よりもやや高信号，T2強調像，FLAIR像で脳脊髄液よりも高信号，拡散強調像で高信号を示す。類表皮腫は脂肪信号を含む。造影効果は受けない[17]。

■ 羊膜破裂シーケンスまたは羊膜索症候群（amniotic band sequence）

羊膜破裂シーケンスは胎生早期の羊膜破裂と，それに引き続く羊水過少，索状物の形成により頭蓋顔面・四肢・その他の部位に破壊性病変をきたすものをいう。軽傷も入れると1人/分娩1,000〜4,000人とされている。四肢の切断，腹壁欠損，頭瘤，口唇口蓋裂などに加え，頭蓋骨の欠損も認める。脳や顔面では，無脳症，脳梁欠損，口蓋裂などを合併する。妊娠初期に形成された羊膜索が神経胚の閉鎖不全や，神経堤の細胞遊走障害をきたすのに加えて頭蓋骨形成も阻害するものと考えられる。遺伝子は同定されていないが，羊膜索症候群には家族例も報告されている[19,20]（図19）。

通常胎児超音波における四肢の短縮で疑われ，胎児MRI（または胎児CT）が行われるので，四肢だけでなく，頭蓋骨（通常用いるsingle shotのT2強調像系の画像では無信号）が脳を完全に包んでいるか，脳の奇形，顔面の奇形の有無にも注目することが重要である。

■ その他の頭蓋骨欠損とlacunar skull

parietal foraminaは傍矢状部に両側に骨欠損を見る状態で，皮膚は正常である。emissary veinの出口に相当する。正常でも80%に見られ，多くは数mm大だが，大きなものはMSX2遺伝子やALX2遺伝子異常との関連が報告されている[8,21]（https://radiopaedia.org/articles/parietal-foramina）（図20）。

cutis aplasia congenitaは傍矢状部の皮膚欠損を見る疾患で，20%に頭蓋骨の欠損も伴う[8]。

なお，乳児期の骨欠損はsolitary infantile myofibromatosisやLangerhans細胞組織球症（Langerhans cell histrocytosis）などの骨腫瘍でも認めるので，画像上の鑑別が必要である。

図19　羊膜破裂シーケンス

a：胎児MRI，b：出生後CT，c：出生後単純X線写真（ポータブル）

胎児超音波検査で左上肢の切断が疑われていた（未提示）。胎児MRIにて，脳梁欠損と半球間裂嚢胞，口唇口蓋裂が疑われた。また，左側で頭蓋骨の低信号域が不明瞭であった（aの↑）。出生後のCTにて，左頭蓋冠が欠損している。左上肢骨の異常が見られる（cの↑）。

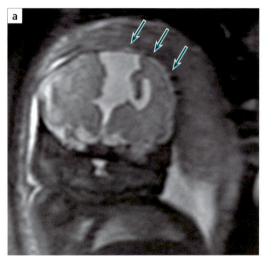
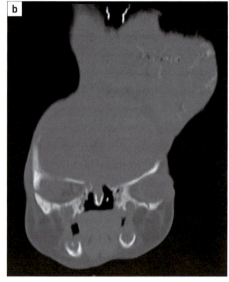
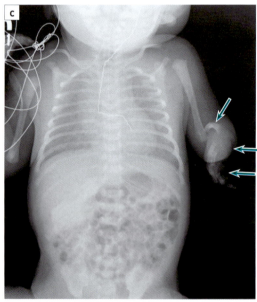

図20　parietal foramina

10歳代前半，男子。
頭部外傷で撮影されたCT
頭頂部左右に小さな陥凹が見られる（↑）。

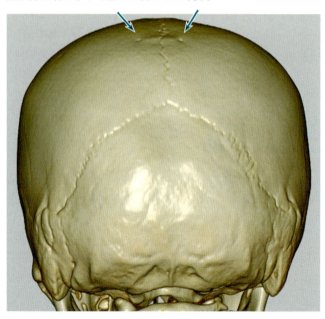

図21 lacunar skull

男児。
a：生後10日の単純X線側面像
腰部脊髄髄膜瘤と水頭症，Chiari Ⅱ型奇形を合併していた。aで，頭蓋骨に多発性の透亮像が見られる。特に頭頂後頭部で目立つ（↑）。なお，大泉門も拡大している。
b：1歳時のT2強調矢状断像
脳室シャントにて水頭症をコントロール後，フォローアップにて1歳時にはlacunar skullの所見は消失した。

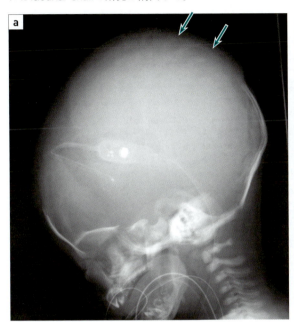
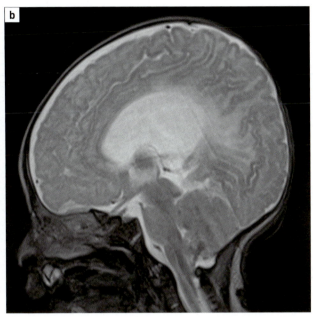

lacunar skull

　lacunar skull（craniolacunia，Lückenschädel）は頭蓋骨に孔が開いているのではなく，菲薄化した膜性骨に透亮像が見える単純X線写真の所見で，Chiari Ⅱ型奇形で見られる。脊髄髄膜瘤からの脳脊髄液の漏出により，膜性骨の発育が少なく，脳の発達に比べて頭蓋冠が小さくなってしまうため，膜性骨が菲薄化し単純X線写真で透亮像として見られる。6カ月ほどの経過で消失するとされている[4,21]（図21）。頭部単純X線写真での頭蓋の菲薄化の点では，指圧痕が鑑別となるが，指圧痕は大泉門の閉じた2歳以降の正常な幼児でも見られる変化で，頭蓋骨の発育が脳の発育に追いつかないため一時的に見られるものである。指圧痕は長期に及ぶ頭蓋内圧亢進でも増強するが，この場合は縫合線の離開や，pressure sella（トルコ鞍の拡大）などを伴う。最近は骨単純X線写真を臨床に用いる機会は減っているが，脳室シャントのフォローアップ時などに見る機会があるかもしれない。

- 画像の特徴
- Keyword
- 鑑別疾患

文献

1) 田中宏一：器官・臓器の発生. 兵庫医科大学 モデルコアカリキュラム2016 シラバス.
2) 相川英三ほか完訳：ラーセン最新人体発生学, 第2版. 西村書店, 東京, 1999.
3) Moore LK：The Developing Human：Clinically Oriented Embryology, 10th edition. Saunders, Philadelphia, 2016.
4) McLone DG, et al：The cause of Chiari Ⅱ malformation：a unified theory. Pediatr Neurosci, 15：1-12, 1989.
5) 三浦 岳：頭蓋骨縫合線のパターン形成. 京都大学数理解析研究所講究録, 1633：29-38, 2009.
6) Koyabu D, et al：Mammalian skull heterochrony reveals modular evolution and a link between cranial development and brain size. Nat Commun, 5：3625, 2014.
7) 横田 晃：水頭症および先天奇形. 脳神経外科学, 改訂9版, 太田富雄ほか編. 金芳堂, 京都, 2004, p1233-1349.
8) Barkovich JA：Anomalies of the mesenchyme(Meninges and Skull). Pediatric Neuroimaging, 5th ed, Barkovich AJ, et al, eds. Lippincott Williams & Wilkins, Philadelphia, 2012, p501-520.
9) 安藤久美子ほか：頭瘤, 脳瘤, 髄膜瘤. 小児神経の画像診断－脳脊髄から頭頸部, 骨軟部まで－. 大場 洋編・著. 学研メディカル秀潤社, 東京, 2010, p222-226.
10) 安藤久美子：鼻神経鞘腫 nasal glioma. まるわかり頭頸部領域の画像診断, 豊田圭子編・著. 学研メディカル秀潤社, 東京, 2015, p814-815.
11) Kalkan G, et al：Nasopharyngeal encephalocele：a rare cause of upper airway obstruction. Hong Kong Med J, 19：186-187, 2013.
12) Scttecase F, et al：Spontaneous lateral sphenoid cephaloceles：anatomic factors contributiong to pathogenesis and proposed classification. AJNR Am J Neuroradiol, 35：784-789, 2014.
13) Inoue Y, et al：Occult cranium bifidum. Radiological and surgical findings. Neuroradiology, 25：217-223, 1983.
14) Yokota A, et al：Parietal cephalocele：clinical importance of its atretic form and associated malformations. J Neurosurg, 69：545-551, 1988.
15) Yamazaki T, et al：Atretic cephalocele-report of two cases with special reference to embryology. Childs Nerv Syst, 17：674-678, 2001.
16) Wright RL：Congenital dermal sinuses. Prog Neurol Surg, 4：175-191, 1971.
17) 長嶋達也ほか：頭蓋骨・眼窩内腫瘍および類縁疾患. 小児脳神経外科学, 改訂2版, 山崎麻美ほか編. 金芳堂, 京都, 2015, p688-694.
18) Bharti P, et al：Rare case of anterior fontanelle epidermoid/dermoid. J Pediatr Neurosci, 10：247-249, 2015.
19) Bamforth JS：Amniotic band sequence：Streeter's hypothesis reexamined. Am J Med Genet, 44：280-287, 1992.
20) 氷見和巳ほか：口唇口蓋裂を合併した羊膜破裂シークエンスの2例. 北里医学, 41：123-125, 2011.
21) https://radiopaedia.org/articles/parietal-foramina

Chapter II 頭蓋の先天奇形②

河中祐介

頭蓋縫合早期癒合症

ヒトでは冠状縫合によって前頭骨と頭頂骨が癒合し，ラムダ縫合によって後頭骨と頭頂骨が癒合する。また，鱗状縫合によって頭頂骨と側頭骨が癒合する（図1，2）。胎児の頭蓋縫合は癒合しておらず，骨に移動性がある。このため出生時に頭蓋の形状を変化させることで，狭い産道を通過することができる。

出生後は頭蓋骨の成長とともに頭蓋縫合が癒合していく。前頭縫合（metopic suture）の骨性癒合は従来考えられていたより早く，3～9カ月で癒合が完成するとされる。矢状縫合（sagittal suture），冠状縫合（coronal suture），ラムダ縫合（lambdoid suture）の癒合は成人期から始まる。正常の頭蓋は卵形であり，頭頂葉領域で最も幅が広い。しかし，これらの縫合が早期に癒合することにより，頭蓋の形状の変形をきたし，癒合する縫合によって頭蓋の形状が異なる（図3）[1]。

①三角頭蓋：前頭縫合の早期癒合で生じる。正中部で隆起状の変形をきたす（図4）。
②長頭症，舟状頭蓋：矢状縫合の早期癒合。頭蓋は横に広がらず，前後径が伸びた形となる（図5）。
③短頭症：両側冠状縫合の早期癒合により生じる。前額への形成が阻害されることにより，横に広がる形状となる。
④斜頭症：片側の冠状縫合の早期癒合による。非対称性の頭蓋骨の形状を示し，変形が強く見られることもある（図6）。
⑤尖頭症：冠状縫合を含む複数の縫合の癒合によって生じる（図7）。
⑥クローバー葉頭蓋：冠状縫合，矢状縫合，ラムダ縫合など複数の縫合が早期に癒合することで生じる。その名のとおり，クローバー状の変形をきたす（図8）。

画像診断のポイントは，頭蓋の変形による早期縫合した縫合の特定である。早期癒合症の診断および癒合部位の特定にはCTが有用であり，特に三次元再構成による評価が用いられる。また，それに伴う脳の変形や異常，頭蓋外の合併奇形にも注目する。

早期癒合症に関連する症候群は全体の約15％程度あり，180以上存在する。多くは常染色体優性遺伝である。頭蓋骨以外の顎，顔面，指・趾，四肢などの形成異常を伴っている場合は，症候性頭蓋縫合早期癒合症に分類される。こういった症候群では肋骨の欠損を合併することが84％と多い。合指症や多指症を合併する頻度も多く，肋骨の欠損する患児の30％に見られるとされる[2]。

その他，線維芽細胞増殖因子受容体遺伝子（fibroblast growth factor receptor；FGFR）の異常が頭蓋底や顔面形成を阻害することが明らかになっている。遺伝子異常の部位が特定されている症候群でも，遺伝子の変異が複数見られたりすることがある。代表的な症候性頭蓋縫合早期癒合症には，尖頭合指症としてよく知られてい

有用なモダリティ

図1　新生児の正常頭蓋

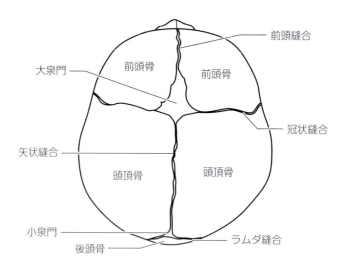

（大原有紗ほか：転移性脈絡膜腫瘍．大場　洋編・著：小児神経の画像診断－脳脊髄から頭頸部・骨軟部まで－．学研メディカル秀潤社，東京，2010，p264．より引用）

図2　新生児の正常頭蓋

6カ月，女児．
［CT-VR像］
A：前頭骨
B：頭頂骨
C：後頭骨
D：側頭骨

前頭縫合は一部骨性に癒合．その他の縫合は骨性に癒合していない．

①：前頭縫合
②：冠状縫合
③：矢状縫合
④：ラムダ縫合
⑤：鱗状縫合

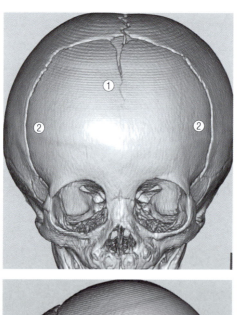
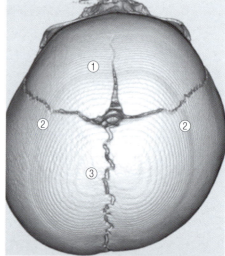
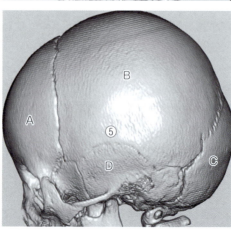
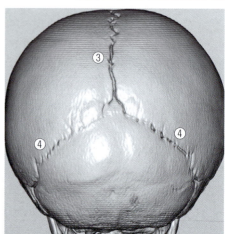

図3 頭蓋の形態変化

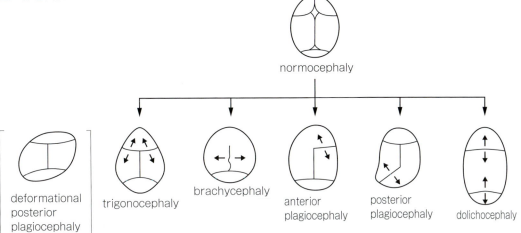

(Boyadjiev SA ; International Craniosynostosis Consortium : Genetic analysis of non-syndromic craniosynostosis. Orthod Craniofac Res, 10 : 129-137, 2007. より引用)

図4 三角頭蓋
生後1カ月，男児。
a：骨条件CT，
b～d：CT-VR像
前頭縫合の癒合が見られ，前頭骨は頭側に突出している。

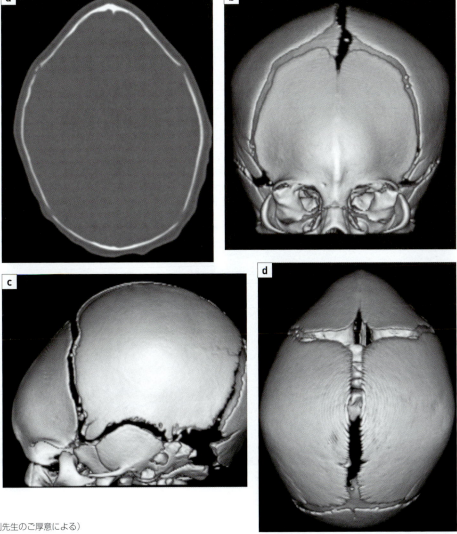

(大阪府立母子医療センター 西川正則先生のご厚意による)

図5　長頭症，舟状頭蓋
生後22日，女児。
a，b：CT-VR像
矢状縫合が骨性に癒合しており，頭頂骨は隆起している。頭蓋の形状は前後に長く見られる。

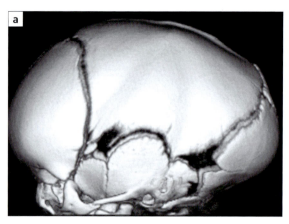
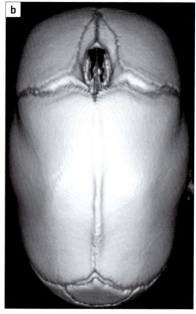

図6　斜頭症
6カ月，女児。
a：CT-VR像，b：CT
一側（右側）の冠状縫合が骨性に癒合している。右側の前額の形成が阻害され，左の前額が腹側に突出している。また，矢状縫合は左側に偏位している（a）。右側頭骨は外側へと突出して見られる（b）。

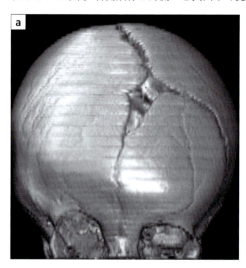
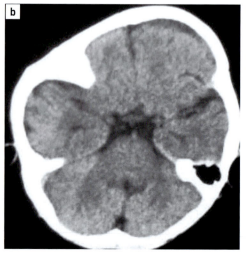

図7 Apert症候群（尖頭症）

生後10日，女児。
a，b：頭部単純X線写真
頭蓋は塔状の形を示している。
c：右手の単純X線写真
手指の骨の癒合を認め，合指症の所見である。
d，e：3D-VR像
両側冠状縫合の一部および鱗状縫合が骨性に癒合し，頭蓋骨は塔状を呈する。また，側頭骨は外側に張り出している。

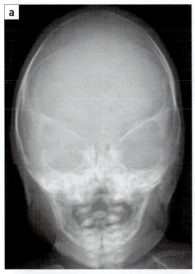
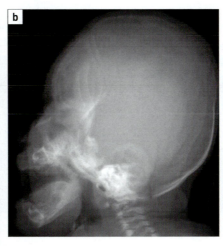
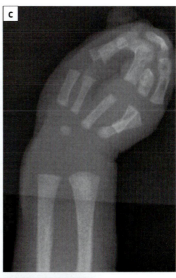
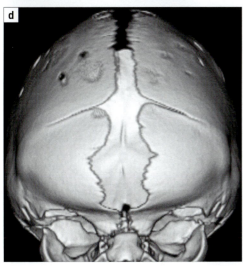
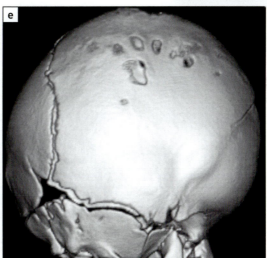

るApert症候群（acrocephalosyndactyly Type 1）がある。

　Crouzon症候群は冠状縫合の早期癒合により短頭症をきたし，鼻の変形や下顎の突出を伴う顔面骨の形成不全を伴う。四肢は正常の場合が多い。

　Pfeiffer症候群は上顎の低形成，下顎の突出，部分的な指趾の癒合をきたす疾患である。3つのタイプに分けられ，軽症のタイプ，クローバー葉頭蓋，肘関節の強直をきたすタイプ，重度の早期癒合症を呈し，早期死亡率が高いタイプがある。

　症候性の頭蓋縫合早期癒合症の代表的な疾患と遺伝子異常を表1に示す。

図8 クローバー葉頭蓋
生後1日，女児。Pfeiffer症候群。
a，b：骨条件CT，
c，d：CT
冠状縫合，矢状縫合，ラムダ縫合など複数の縫合が早期に癒合。クローバー状の変形をきたしている。

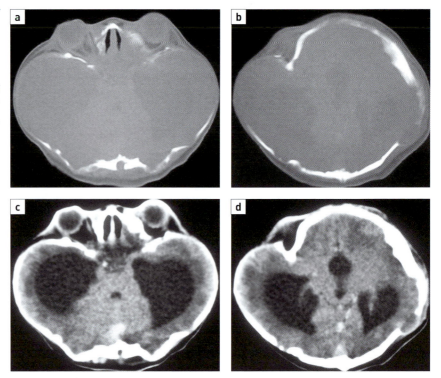

表1 頭蓋縫合早期癒合症の代表的な疾患と遺伝子異常

genes/genetic defect	disorder with craniosynostosis
FGFR1（8p11.2-p11.1）	Pfeiffer syndrome Jackson-Weiss syndrome
FGFR2（10q26）	Crouzon syndrome Apert syndrome Jackson-Weiss syndrome Pfeiffer syndrome Saethre-Chotzen syndrome Cutis gyrata syndrome of Beare and Stevenson Isolated coronal craniosynostosis Antley-Bixler syndrome（ABS）
FGFR3（4p16.3）	Muenke syndrome Crouzon with acanthosis nigricans Achondroplasia
TWIST transcription factor gene（7p21）	Saethre-Chotzen syndrome
POR gene	POR deficiency with ABS phenotype
FBN 1 gene	Shprintzen-Goldberg craniosynostosis syndrome
17q23.1-q24.2 deletion	Hunter-McAlpine craniosynostosis syndrome
8q24.3	Baller-Gerold syndrome
RAB 23	Carpenter syndrome
EFNB1	Craniofrontonasal syndrome
MSX2	Craniosynostosis-Boston type

FGFR：fibroblast growth factor receptor，POR：cytochrome P450 oxidoreductase deficiency,
FBN1：fibrillin 1 gene，EFNB1：ephrin B1

（文献3より引用）

表2 頭蓋縫合早期癒合症を疑った場合のチェックポイント

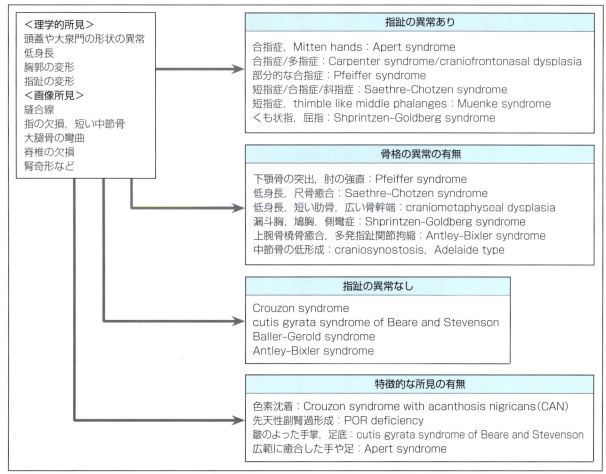

(文献3より引用改変)

症候群を呈さない早期癒合症(non-syndromic craniosynostosis)は全体の80％以上あり，主として頭蓋骨縫合のみが早期に癒合する。これらの遺伝子変異の発生率は明確にはわかっていない。頭蓋内圧亢進症のような臨床的な合併症を起こすことが多く，矢状縫合の癒合による学習障害，冠状縫合の癒合における斜視および弱視，前頭縫合の癒合によるChiari I型奇形などが見られる。

診断のPoint

頭蓋縫合早期癒合症を疑った場合，理学的に頭蓋や大泉門の形状の異常，低身長，胸郭の変形，指趾の変形に注目することが重要である。画像的所見としては縫合線，指の欠損，短い中節骨，大腿骨の彎曲，脊椎の欠損，腎奇形などを確認する。もし，指趾の奇形が見られた場合はApert症候群やPfeiffer症候群といった疾患が考えられる。指趾の奇形がなかった場合にはCrouzon症候群などが考えられる。その他，骨格の異常の有無によっても考えられる疾患があり，これらを**表2**に示した[3]。

図9 Chiari奇形
10歳代，女性。
T1強調矢状断像
小脳扁桃が大後頭孔から下垂している。Chiari I型奇形と考えられる。McRae line（大後頭孔の前縁と後上縁を結ぶ線）よりも軸椎の先端が上方に位置している。

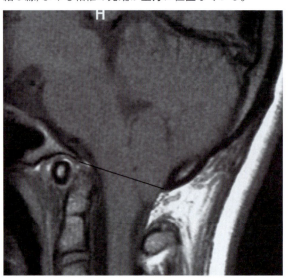

(安藤久美子：Chiari I 型および II 型奇形．土屋一洋ほか編：圧倒的画像数で診る! 頭部疾患画像アトラス．羊土社，東京，2014，p362．より許可を得て転載)

頭蓋底陥入症（basilar impression）

大後頭孔から上位頸椎が後頭蓋窩に陥入した状態を示す。骨形成不全症，軟骨無形成症のような骨の脆弱性をきたす疾患では大後頭孔周囲への下方転位が起こる。先天性骨形成異常に起因する場合もあれば，骨軟化症，クレチン症，くる病などにより二次的に生じることもある。陥入した歯突起により脳幹や上位頸髄が圧排，大後頭孔部が狭小化すると症候性となりうる。

神経学的症状としては，四肢の痙性麻痺，歩行障害，小脳失調，下位脳神経麻痺などが挙げられる。大後頭孔部狭窄により，髄液循環が障害されると，水頭症や頭蓋内圧亢進症状をきたすことがある。軽度のものでは症状を示さないこともある。環椎後頭骨癒合症，環軸椎脱臼，Klippel-Feil症候群，Chiari奇形（**図9**），二分脊椎など種々の骨奇形を合併することが知られている[4]。

X線学的には，側面像で第2頸椎の歯状突起の1/2（または6mm）がChamberlain line（硬口蓋後端と大後頭孔後上縁を結ぶ線）より突出する場合，McGregor line（硬口蓋後端と大後頭孔最下端を結ぶ線）より9mm突出する場合，McRae line（大後頭孔の前縁と後上縁を結ぶ線）よりわずかでも突出する場合に診断される。正面像ではinterdiastric line（二腹筋間線：二腹筋溝を左右に結んだ線），bimastoid line（乳様突起間線）が用いられる（**図10**）[5]。歯状突起がMcRae lineを越えると神経症状を呈することが多いとされる。頭蓋底陥入症をきたしうる疾患を**表3**に示した。

図10　頭蓋底陥入症の診断基準
a：頭蓋底陥入症の有無を判定する基準線
　C：Chamberlain line（硬口蓋後端と大後頭孔後上縁を結ぶ線）
　M：McGregor line（硬口蓋後端と大後頭孔最下端を結ぶ線）
　McR：McRae line（大後頭孔の前縁と後上縁を結ぶ線）
　D：interdigastric line（二腹筋間線：二腹筋溝を左右に結んだ線）
　B：bimastoid line（乳様突起間線：乳様突起を左右に結んだ線）
b：正常CT矢状断像
McRae lineより軸椎は下方に位置している。

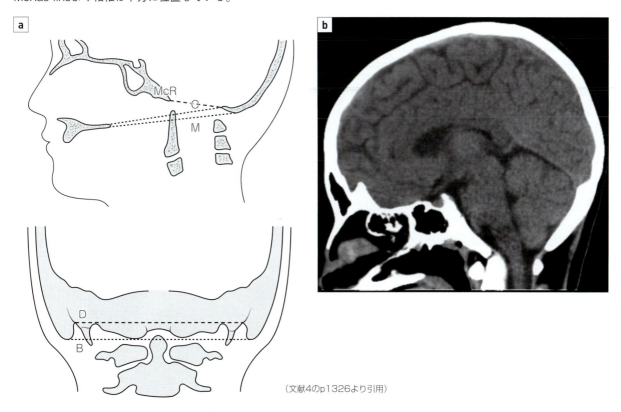

（文献4のp1326より引用）

表3　頭蓋底陥入症をきたす疾患

●先天性
先天性骨形成不全症，軟骨無形成症，Hajdu-Cheney症候群，Chiari奇形
●後天性
骨軟化症，クレチン症，くる病，副甲状腺機能亢進症，ビタミンD代謝障害，頭蓋底部の骨破壊病変（腫瘍や感染など），リウマチに伴う垂直性環軸椎脱臼

Dyke-Davidoff-Masson症候群（図11）

　1993年にDyke，Davidoff，Massonによって報告された難治性てんかんを伴う症候群である。一側の脳の低形成により，頭蓋骨自体も患側で低形成となり，そのため正中の構造が患側へ偏位する。左右非対称性の顔貌，反対側の片麻痺，精神発達遅延，学習障害をきたす。原因は先天性または後天性の2つに大きく分けられる。先天性では胎児期に脳血管障害，感染などにより大脳半球の低形成をきたした結果と考えら

図11 Dyke-Davidoff-Masson症候群

9歳，女子。結節性硬化症の既往あり。
a, b：骨条件CT，c, d：CT
脳室は拡大，両側側脳室外側壁に石灰化結節を認める。右大脳半球に萎縮が見られ，同側の骨皮質の肥厚を認める。また，右前頭洞および右乳突蜂巣は対側と比して発達している。

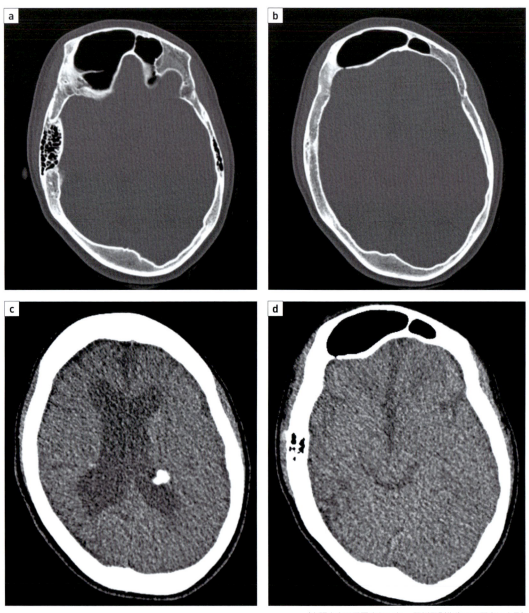

（大阪府立母子医療センター 西川正則先生のご厚意による）

れている[6]。

後天的には周産期の外傷，感染，血管異常，頭蓋内出血，腫瘍などに起因するとされる。放射線学的特徴としては，一側の大脳半球の萎縮と同側の頭蓋骨，副鼻腔や乳突蜂巣の過形成を生じる。Rasmussen脳炎やSturge-Weber症候群（**図12**）はDyke-Davidoff-Masson症候群と異なるとされる[7]。

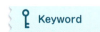

図12 Sturge-Weber症候群
50歳代，男性。
a：骨条件CT，b：造影CT
皮質の石灰化と一側の大脳萎縮があり，同側の前頭骨，側頭骨の肥厚（↑）を認める。

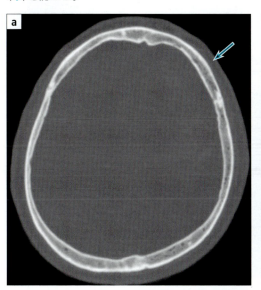
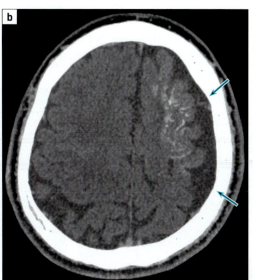

線維性骨異形成症（fibrous dysplasia）図13

　良性の非腫瘍性骨疾患。骨の吸収，未熟な骨梁の新生を主病変とし，骨の形成異常をきたす。主に長管骨や頭部などの変形，異骨折性，骨痛をきたし，外科的治療の対象となることもある。1つの骨の異常を見るmonostotic type（約70〜80％），多骨性のpolyostotic type（約15〜20％），多骨性線維性骨異形成症にカフェオレ斑や性早熟症など内分泌異常を伴うもの（McCune-Albright症候群[*1]，多骨性線維性骨異形成症の約2〜3％）の3タイプに分けられる[8]。

用語アラカルト

*1 McCune-Albright症候群

皮膚カフェオレ斑，線維性骨異形成症，思春期早発症を三主徴とする疾患群である。発症は1/10万人〜100万人といわれている。多くのホルモン受容体であるG蛋白結合受容体において，細胞内情報伝達を担うGNAS蛋白の活性型変異により起こる[a]。McCune-Albright症候群の患者においてはGNAS蛋白のモザイク変異があり，皮膚，内分泌，骨などに多彩な症状を示す。三主徴のうちすべてが揃うのは24％，二主徴は33％，残りが一主徴のみという報告がある[b]。
内分泌異常は間欠的に出現することもあり，必ずしも治療の対象となるとは限らない。エストラジオールの増加は思春期早発症，成長ホルモンの増加は末端肥大症，甲状腺ホルモン（T4）の増加は甲状腺機能亢進症，コルチゾールの増加はCushing病を引き起こす。このなかでも思春期早発症が最も多いとされる。

a) Dumitrescu C, et al：McCune-Albright syndrome. Orphanet J Rare Dis, 3：12, 2008.
b) Lumbroso S, et al：Activating Gsalpha mutations：analysis of 113 patients with signs of McCune-Albright syndrome − a European Collaborative Study. J Clin Endocrinol Metab, 89：2107-2113, 2004.

図13 線維性骨異形成症

2歳，女児。乳房の腫大を主訴にMRIを施行。

a：T1強調像，b：T1強調冠状断像，c：T2強調冠状断像

右側頭骨から斜台の骨肥厚が認められる。T1・T2強調像ともに脳実質より低信号を呈している（↑）。下垂体には明らかな異常所見は見られない。

d，e：骨条件CT

同部位はCTで骨の肥厚とほぼ均一な骨硬化像を示す（↑）。
線維性骨異形成症と早発乳房から，McCune-Albright症候群が疑われ，遺伝子検査により診断された。

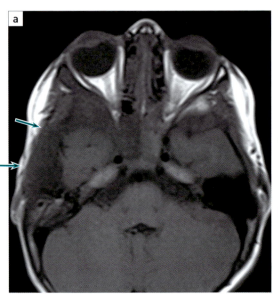
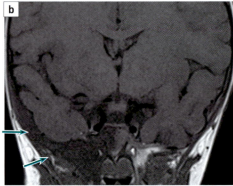
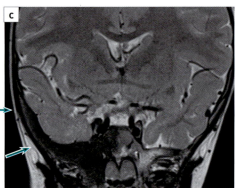
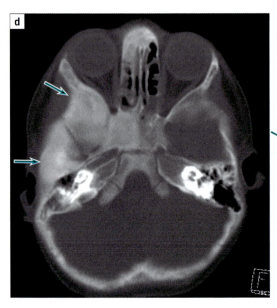
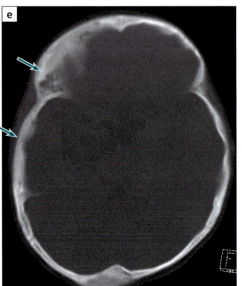

図14　Welcker basal angle（WBA）

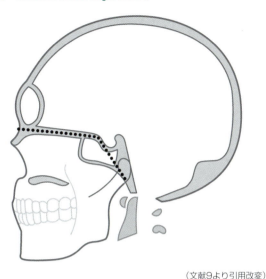

（文献9より引用改変）

図15　骨形成不全の女児
頭蓋底角が143°を示し，扁平頭蓋底と考えられる。

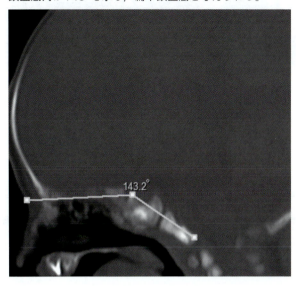

画像の特徴

CTではすりガラス影や均一な骨硬化像を示し，囊胞性変化が見られることもある。MRIでは線維性組織と骨塩量により信号が異なる。線維性組織が多ければ，T1強調像で中間の信号，T2強調像では高信号を示す。骨塩が多ければ，T1・T2強調像ともに低信号を呈する。線維性組織は比較的血管が豊富であり，造影剤による増強効果が認められる。

扁平頭蓋底

診断のPoint

放射線学的に前頭蓋底と斜台のなす角度（頭蓋底角）が正常より鈍角したものを指す。これ自体では症状を呈さないが，頭蓋底陥入症に合併して見られることがある。
　扁平頭蓋底の評価にWelcker basal angle（WBA，図14）が用いられる。WBAは鼻根点から鞍結節点に引いた線，鞍結節点と基底点（大後頭孔前縁の正中点）との線が成す角度であり，平均値が132°であり，140°を超えると扁平と定義される[9]。
　さまざまな先天奇形（骨形成不全症，鎖骨頭蓋異形成症，Chiari奇形）や，後天的な疾患（Paget病，骨軟化症，くる病，外傷など）に合併することがある[10]（図15）。

文献

1) 徳丸阿耶：頭蓋縫合早期癒合症. 小児神経の画像診断－脳脊髄から頭頸部・骨軟部まで－. 大場　洋編・著. 学研メディカル秀潤社, 東京, 2010, p262-271.
2) Thomas LS, et al：Craniosynostosis, selected craniofacial syndrome, and other abnormalities of the skull. Caffey's Pediatric Diagnostic Imaging, Volume 1 12th edition, Coley BD, et al. Elsevier, Canada, 2013, p188-208.
3) Panigrahi I：Craniosynostosis genetics：The mystery unfolds. Indian J Hum Genet, 17：48-53, 2011.
4) 太田富雄：小児に見られる各種奇形. 脳神経外科, 改訂8版, 太田富雄ほか編. 金芳堂, 京都, 2000, p1325-1327.
5) 高見俊宏：小児期の頭蓋底陥入症. 小児の脳神経, 38：450-457, 2013.
6) Parker CE, et al：Dyke-Davidoff-Masson syndrome. Five case studies and deductions from dermatoglyphics. Clin Pediatr, 11：288-292, 1972.
7) Kumar VN, et al：Dyke-Davidoff-Masson syndrome. Int J Appl Basic Med Res, 6：57-59, 2016.
8) Albright F, et al：Syndrome characterized by osteitis fibrosa disseminata, Areas of pigmentation and endocrine dysfunction, with precocious puberty in females–Report of five cases. N Engl J Med, 216：727-746, 1937.
9) Smoker WR：Craniovertebral junction：normal anatomy, craniometry, and congenital anomalies. Radiographics, 14：255-277, 1994.
10) Koenigsberg RA, et al：Evaluation of platybasia with MR imaging. AJNR Am J Neuroradiol, 26：89-92, 2005.

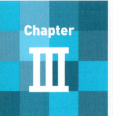

重要な頭蓋の正常変異

東　美菜子

　日常診療において，頭蓋の正常変異に遭遇することは珍しくなく，異常所見と誤解しないようにしなくてはならない．本稿では，CTを中心に頭蓋の正常変異について述べる．

　頭蓋骨は多くの場合左右非対称で，右前頭窩と左頭頂窩が対側と比較しやや大きいとされるが，この反対の状況が見られることもあり，いずれも優位半球との関連は見られない（図1）．

頭蓋骨全体の厚さ：肥厚症との鑑別

　頭蓋骨全体の厚さや，内板・外板・板間層の厚みや性状にも個人差がある．その顕著な例がhyperostosis interna（内板肥厚症）で，前頭骨に見られることが多い（hyperostosis frontalis interna；前頭骨内板肥厚症）（図2）．両側対称性に内板が凸レンズ状に肥厚し，板間層も大きく，正中部は侵されないのが特徴である．画像所見から髄膜腫や線維性骨異形成症との鑑別を要することもある．

鑑別疾患

　頻度は5〜12%で，中年〜高齢に多く，40歳以上が60%以上との報告がある[1]．女性に見られる頻度が男性と比較し高い．19世紀以前の頭蓋骨1,706人分と20世紀初期の頭蓋骨2,019人分を対象に行った調査では，19世紀以前には前頭骨内板肥厚症を認めなかったが，20世紀初期のものでは，女性の24%，男性の5%に認めたとされる[2]．

　原因や発生機序はいまだに不明であるが，エストロゲン曝露期間延長が関与するとされる説があり，女性の頻度が高いことや，男性でもホルモン異常があり，精巣の萎縮などがある人に見られやすい点が理由として挙げられる．また，高齢者の頻度が高いため，高齢化が進んだ結果，頻度が高くなったともいわれている．さらに，人類の進化の過程で肥満遺伝子に由来するホルモンであるレプチンの血清濃度上昇が見られ，これと関連があるとする説もある．一般には無症候であるが，ときおり，前頭部痛，脳萎縮，髄膜刺激症状，肥満，糖尿病，気分障害やパラノイアなどを合併するとされる．

　前頭骨内板肥厚症に肥満と男性化を合併するMorgagni症候群，肥満と気分障害を合併するStewart-Morel症候群，先端巨大症や糖尿病などを合併するTroell-Junet症候群が知られているが，前頭骨内板肥厚症とこれらの症候群との関連は明らかにされていない．

parietal thinning（図3）

　parietal thinningは，頭頂骨に見られる両側対称性の骨の菲薄化で，18世紀以降知られているもので，その罹患率は正常頭蓋骨の約0.25〜0.8%と低く，偶発的に見つ

図1　左右非対称である頭蓋骨
a：50歳代，女性。
b：50歳代，男性。

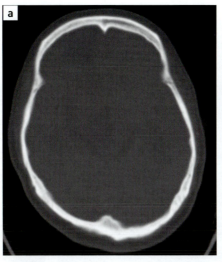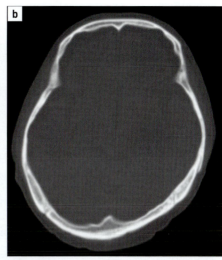

図2　前頭骨内板肥厚症
80歳代，女性。
a：骨条件CT
b：T1強調像

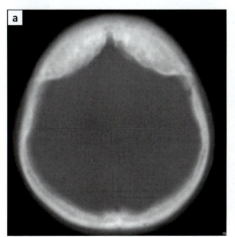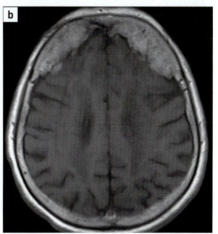

図3　parietal thinning
50歳代，女性。
a：単純CT，b：骨条件CT
頭頂骨が両側対称性に菲薄化している。

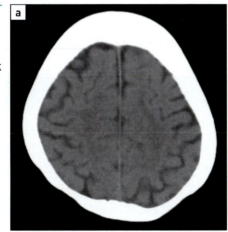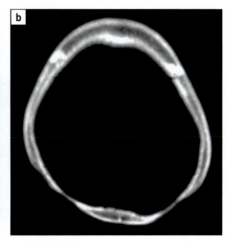

 診断のPoint

かることが多い[3]。頭蓋骨の外板と海綿骨の再吸収により陥凹が形成されるが，内板は維持される。parietal thinning のほか，symmetrical osteoporosis, biparietal osteodystrophy, biparietal thinning, symmetrical thinning, senile atrophyなど多

図4 脳回圧痕
a：6歳，女児。脳回圧痕の骨条件CT。
b，c：3歳，男児。頭蓋骨早期癒合症。
b：骨条件CT，c：3D-VR像

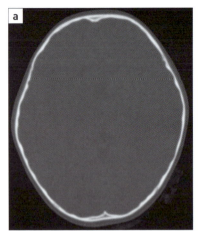
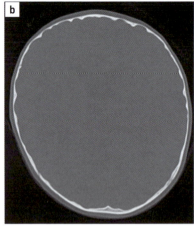
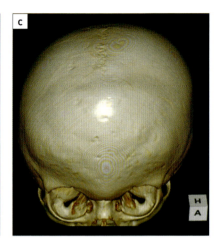

診断のPoint

くの呼称がある。通常両側の頭頂骨に認めるが，片側性の場合もある。頭頂骨の後内側で，矢状縫合から上側頭線の間の領域に形成される。60歳以上に多いとされるが小児の報告もある。男性と比較し女性の頻度が高い。

病因はいまだ不明であるが，閉経後，老年性骨粗鬆症，先天的・遺伝的要素，咀嚼の影響，局所的圧迫などの関連が報告されている。好発部位とされる矢状縫合から上側頭線の領域には筋肉の付着が見られず，骨菲薄化が通常見られない前頭骨や後頭骨には筋肉の付着があることから，ほかの頭蓋骨と受けるストレスが異なることと骨吸収増加に関連があるのではないかともいわれている。

非進行性と考えられている一方で，年単位で外板や海綿骨の再吸収が増大し，徐々に進行する中高年以降の病態とする報告もある。二次的な外傷や腫瘍，Gorham-Stout病，糖尿病および長期ステロイド治療に伴う萎縮性変化も含まれる。頭蓋骨の強度の低下をもたらし，頭蓋骨骨折を発生させる危険性が高いとされるほか，骨菲薄化の進行により両側対称性の骨穿孔が生じる可能性があり，頭頂穿孔の報告例もある。

脳回圧痕の解釈

画像の特徴

convolutional marking（脳回圧痕）は，成長段階にある頭蓋骨の内板に指を押し付けたような形態が見られる状態である（図4a）。局所的な脳の拍動に伴う骨内板の陥凹で，脳回をなぞったように見えるが，一致しているわけではない。小児に見られ，12歳ころまでには消退するとされるが，骨の厚みの薄い場合は若年でも見られることがある[4]。脳圧亢進や頭蓋裂孔（craniolacunia），脊髄髄膜瘤やChiari奇形に伴う幼児の頭蓋形成異常などと間違えないよう注意が必要である（図4b，c）。

鑑別疾患

縫合線と骨折線との鑑別

頭蓋骨に見られる縫合線や血管溝は，単純X線写真やCT上で骨折線との鑑別が重要で

図5　頭頂骨骨折
60歳代，男性。
a：骨条件CT
b：3D-VR像

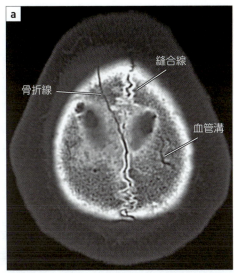
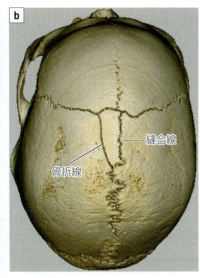

図6　前頭縫合（↑）
a，b：2歳，男児。
骨条件CT
c：30歳代，男性。
骨条件CT

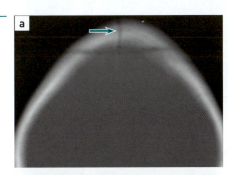
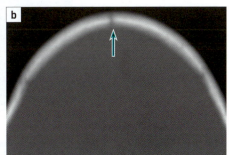
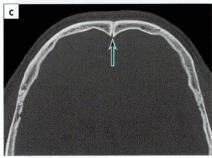

有用なモダリティ

ある。特に小児では，多くの軟骨縫合や非典型な副縫合が見られ，注意が必要である。
　画像診断にあたっては，multiplanar reconstruction(MPR)や，maximum intensity projection(MIP)，3D volume renderingが有用である。骨折線は，シャープな低吸収を示し，辺縁に硬化性変化を伴っていない（**図5a**）[5]。主要な縫合線に近づくにつれ骨折線が大きくなり，縫合離開を合併することもある。高エネルギーが加わった骨折では，骨折線は主要縫合線を越えて広がり，ほかの骨折線まで達することもある。また，骨折線周囲の軟部組織の腫脹も付随所見として重要である。一方，縫合線の場合は，互いに組み合うようなジグザグの走行で，辺縁に硬化性変化を伴っているのが特徴である（**図5b**）。

画像の特徴

　前頭縫合は，前頭（頭蓋骨の冠状縫合と矢状縫合が結合するところ）から鼻根点（nasion）に至る線で，1歳以後に閉鎖し始め，通常，2歳までに不明瞭化するが，5～8％の頻度で終生残存する（**図6**）。正中線に一致することが多いが，しばしばわずかに左

図7 蝶後頭軟骨縫合(↑)
a, b：7歳, 男子。
骨条件CT
c：30歳代, 女性。
骨条件CT
d：30歳代, 男性。斜台骨折(交通外傷)。
骨条件CT

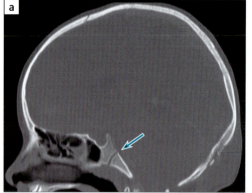
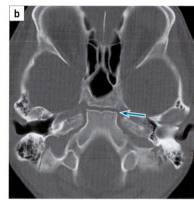
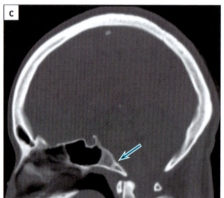
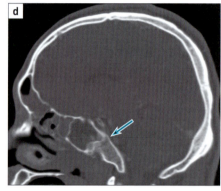

図8 頭頂孔(↑)
50歳代, 女性。
a：骨条件CT
b：同冠状断像

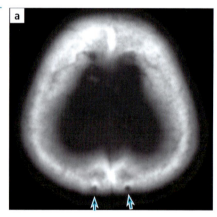
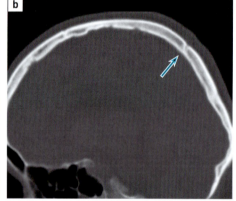

右非対称である。直線状に走行するため, 骨折線と間違われやすい。

蝶後頭軟骨縫合(spheno-occipital synchondrosis)は, 蝶形骨と後頭骨間の連結であり, 通常10歳代で癒合するが, 成人でも残存することがある(図7a〜c)[6]。斜台骨折と間違いやすい(図7d)。

頭頂孔の鑑別

頭頂孔は, 頭頂骨の上後方にある小さな孔で, 頭頂導出静脈が通り, 浅側頭静脈などの頭皮の静脈を介して上矢状静脈洞へ注ぐ。頭頂孔は片側のみの場合や両側で見られる場合があり, 両側で見られる場合も, サイズは同等であったり, 異なって

図9 乳突孔（↑）
50歳代，女性。
単純CT

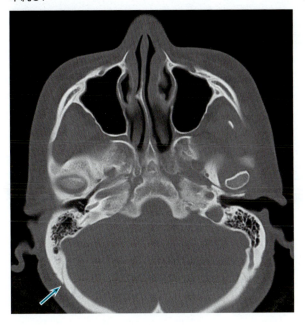

図10 後頭導出孔（↑）
40歳代，男性。頸髄腫瘍術後。
単純CT

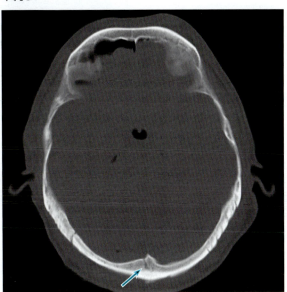

いたりとさまざまである（図8）。まれに，大きな頭頂孔は遺伝性の変異として見られる。辺縁が平滑で傾斜をもち，内板と外板が集合した形態で，手術でのバーホールや骨融解とは区別ができる。

乳突孔・後頭導出孔の鑑別

　乳突孔は，後頭乳突縫合の近傍にあり，乳突導出静脈が走行し，S状静脈洞へ注ぐ。骨折と間違いやすい（図9）。このほか，後頭導出静脈は，内後頭隆起部の小さな後頭導出孔（inio-indineal canal）を通過する（図10）。顆導出静脈は，頭蓋底から後頭顆を経由しS状静脈洞へ注ぐ。舌下神経管と混同してはいけない。

錐体後頭裂（破裂孔・頸静脈孔）の鑑別

　錐体後頭裂は前端と後端とで広く大きな孔となっている。前端で，錐体の前内側端にある孔は破裂孔といわれ，後端にあるのは頸静脈孔とよばれる。
　頸静脈孔には，前部を舌咽神経・迷走神経・副神経が通り，後部を内頸静脈が通る。高位頸静脈孔は，側頭骨内の静脈路の走行異常で，頸静脈孔が内耳道レベルまで拡大しており，胎生期の静脈還流異常が原因とされる（図11）。過去の報告では，頻度は22％とまれではなく，右が多く，両側性が約1％に見られたとのことである[7]。CTでは，境界明瞭な円形の骨欠損として確認できる。傍神経節腫や神経鞘腫などの頸静脈孔にできる腫瘍性病変による拡大との鑑別が必要である（図12）。

図11 高位頸静脈孔（↑）
50歳代，女性。
a，b；骨条件CT

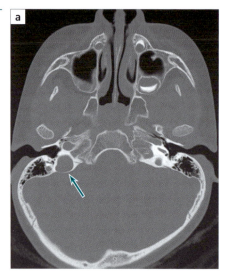
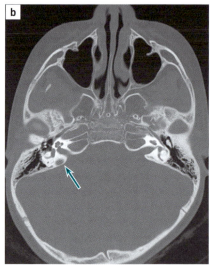

図12 頸静脈孔神経鞘腫（↑）
50歳代，女性。
a：骨条件CT
b：造影T1強調像

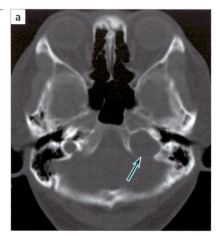
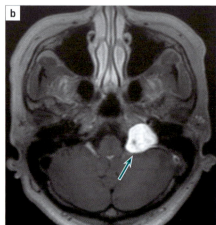

図13 錐体尖の含気
50歳代，女性。
a：骨条件CT
b：T1強調像
↑：空気，⇧：骨髄

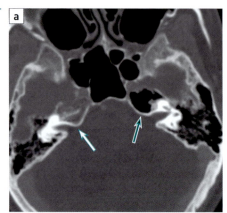
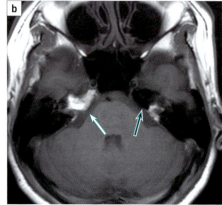

含気形成による誤認

　MRIで，ときおり頭蓋底の骨髄の左右差が見られ，腫瘍性病変を疑うことがある。錐体尖の含気に左右差が見られる際，含気形成があるほうは空気によるsignal voidを示し，

図14　蝶形骨の含気（↑）
50歳代，女性。
骨条件CT

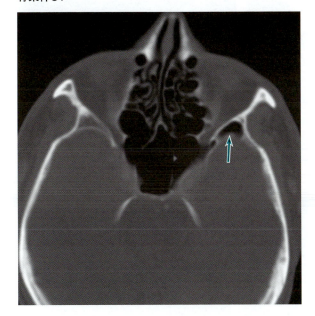

図15　頸動脈管周囲の含気（↑）
50歳代，女性。
骨条件CT

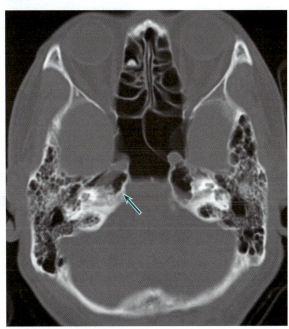

含気形成が見られず正常骨髄を有するほうはT1強調像で高信号を示す（**図13**）。これを錐体尖部の腫瘍性病変と誤解しないためにはCTでの確認が必要である。副鼻腔や乳様突起の含気形成は珍しくなく，診断は容易である。含気の程度は個人差があるが，篩骨洞から眼窩上壁を介して，または蝶形骨洞から蝶形骨翼に沿って側頭骨鱗部に含気形成が見られることがあり，頭部外傷による気脳症と誤解しないようにする必要がある（**図14**）。頸動脈管が全周性に囲まれることもある（**図15**）。また，前床突起の含気はOnodi cellとよばれ，特に内頸動脈近傍にT2強調像で低信号を認めた際，動脈瘤と気腔との鑑別が必要なときがある（**図16**）。

眼窩内脂肪の突出

> **診断のPoint**

篩骨紙様板（眼窩板）は眼窩内側壁の主要部を形成しているが，これが裂開し，眼窩内脂肪が突出していることがある（**図17**）。原因としては，外傷のほか，医原性や炎症性，先天性，発育不全などがいわれている[8]。このような篩骨紙様板欠損は，過去の報告では発生頻度は1.4％とまれである[9]。眼窩壁の吹き抜け骨折のように見えるが，吹き抜け骨折との鑑別は困難である。なお，内視鏡的鼻・副鼻腔手術を始めとした耳鼻科領域での手術において，篩骨紙様板の損傷は，眼球損傷や内直筋損傷，眼窩内血腫，視神経損傷などの重篤な眼窩内合併症の原因となるため，術前にCTで確認することが重要である。

くも膜顆粒の突出

脳脊髄液は，くも膜絨毛（arachnoid villi）を介して静脈系に吸収されるが，くも膜絨毛は静脈洞でまとまってくも膜顆粒（arachnoid granulation）を作り，静脈洞および

図16 篩骨洞の含気と動脈瘤
40歳代，男性。
a：T2強調像，b：造影CT
↑：空気，⇑：動脈瘤

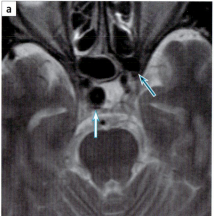
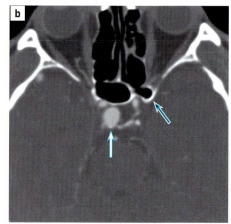

図17 篩骨紙様板欠損(⇑)と
　　　眼窩内脂肪の突出(↑)
50歳代，男性。
a：骨条件CT
b：T1強調像

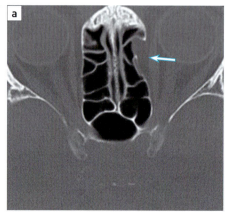
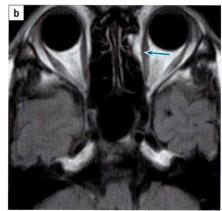

図18 外側裂孔(くも膜顆粒
　　　小窩)(↑)
50歳代，女性。
a：骨条件CT
b：同矢状断像

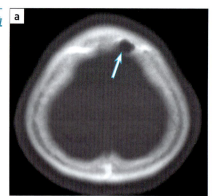
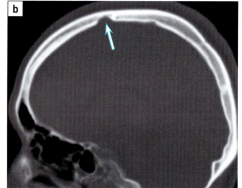

外側裂孔(lateral lacunae)へ突出している。くも膜顆粒は主に上矢状洞周囲で見られるが，横静脈洞周囲でも見られる(図18)。外側裂孔は骨内板から板間層に向かって円形の構造が形成されたもので，年齢とともに大きくなる。上矢状洞の前頭頭頂領域や，横静脈洞で正中からの距離はおおむね3cm以内の領域に多いが，円蓋部のいずれにも形成されうる。外側裂孔は，骨転移や類表皮嚢胞，そのほかの溶骨性変化をきたす疾患と間違われやすい。

鑑別疾患

図19 prominent jugular tubercle
a：60歳代，男性。
単純CT
↑：prominent jugular tubercle
b：70歳代，男性。
単純CT
↑：左椎骨動脈石灰化

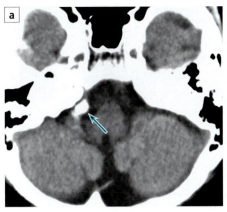
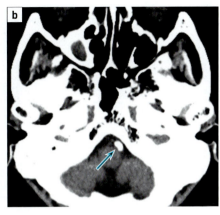

図20 corrugations of the orbital roof（↑）
70歳代，男性。
a，b：単純CT

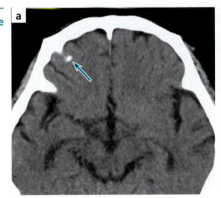
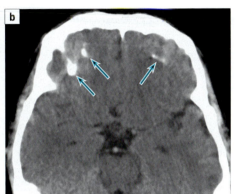

lumps and bumps

▶prominent jugular tubercle（図19a，b）
　頸静脈結節は舌下神経管を覆う後頭骨内側面の小隆起で，頸静脈結節と後頭顆に囲まれた孔が舌下神経管となる。CTの部分容積効果により，頸静脈結節が，石灰化を伴った椎骨動脈や動脈瘤と混同されるときがある。

鑑別疾患

▶corrugations of the orbital roof（図20a，b）
　眼窩上壁に前頭骨の一部がCTで小さな高吸収の結節様に見え，前頭葉底部の挫傷や血腫と混同されることがある。同部位は頭部外傷時の血腫を伴った挫傷の好発部位であり，注意が必要である。

鑑別疾患

▶arcuate eminence of the superior semicircular canal（図21）
　CTで前半規管が中頭蓋窩底に沿って見られる小さな高吸収の結節様に見え，これが外傷時に側頭葉の挫傷性血腫と混同されることがある。

鑑別疾患

▶planum sphenoidale（図22a～d）
　前床突起の間にCTで高吸収構造を認めることがあり，増強された前交通動脈瘤，もしくは石灰化を伴った前交通動脈瘤と混同される可能性がある。

鑑別疾患

図21 arcuate eminence of the superior semicircular canal（↑）
50歳代，男性。
単純CT

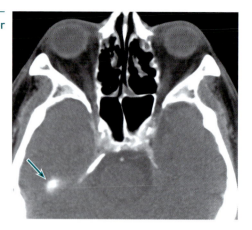

図22 planum sphenoidale（↑）
40歳代，女性。
a：CT angiography（CTA）矢状断像，b：(1)レベルのCTA，c：(2)レベルのCTA，d：(2)レベルの骨条件CTA
aの(2)で示すレベルの前床突起の間に，結節状の高吸収域を認める（c，d）。CTAでは，(1)レベルで見られる前交通動脈（▲）のすぐ尾側にあり，増強された前交通動脈瘤もしくは石灰化を伴った動脈瘤と混同される可能性がある。

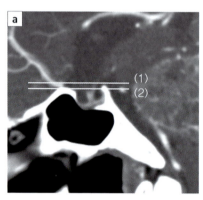

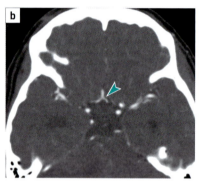
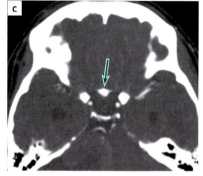
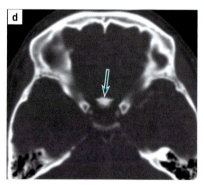

鑑別疾患

▶ossified interclinoid ligament（図23a，b）
　床突起の骨性肥大がまれに見られるが，前床突起と後床突起が骨性の架橋を形成することがあり，ossified interclinoid ligamentとよばれる。石灰化を伴った傍鞍部の腫瘤性病変と混同することがある。

図23 ossified interclinoid ligament(↑)
60歳代，男性。
a：骨条件CT，b：単純3D-CT

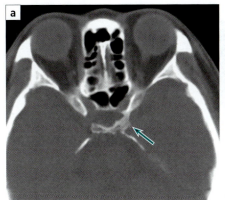
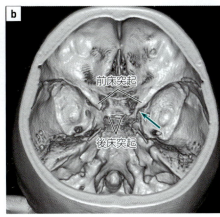

文献

1) She R, Szakacs J：Hyperostosis frontalis interna：case report and review of literature. Ann Clin Lab Sci, 34：206-208, 2004.
2) Hershkovitz I, et al：Hyperostosis frontalis interna：an anthropological perspective. Am J Phys Anthropol, 109：303-325, 1999.
3) Mann RW, et al：Biparietal thinning：Accidental death by a fall from standing height. J Forensic Sci, 62：1406-1409, 2017.
4) Macaulay D：Digital markings in radiographs of the skull in children. Br J Radiol, 24：647-652, 1951.
5) Sanchez T, et al：Skull fracture vs. accessory sutures：how can we tell the difference? Emerg Radiol, 17：413-418, 2010.
6) Irwin GL：Roentgen determination of the time of closure of the spheno-occipital synchondrosis. Radiology, 75：450-453, 1960.
7) Sayit AT, et al：Radiological and audiometric evaluation of high jugular bulb and dehiscent high jugular bulb. J Laryngol Otol, 130：1059-1063, 2016.
8) Chao TK：Protrusion of orbital content through dehiscence of lamina papyracea mimics ethmoiditis：a case report. Otolaryngol Head Neck Surg, 128：433-435, 2003.
9) Kitaguchi Y, et al：Characteristics of dehiscence of lamina papyracea found on computed tomography before orbital and endoscopic endonasal surgeries. J Craniofac Surg, 27：e662-e665, 2016.

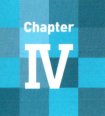

頭蓋と頭蓋底の骨折

馬場千紗，横田 元，会田和泰，山田 惠

　頭蓋骨に生じる骨折は頭部外傷に伴って生じる損傷の1つである。本稿では頭蓋および頭蓋底の骨折について，形態の観点から分類し解説を加えていくが，まずは頭部外傷の疫学，頭部外傷診療における画像診断の役割についても概説したい。その後に画像検査および診断の実際について，項を分けて解説する。最後には小児における頭部外傷についても項を設けた。小児，特に乳幼児における頭部外傷の診療にあたっては，虐待の可能性を常に念頭に置く必要があるため，画像診断に際しての注意事項を記載した。

頭部外傷の疫学

　わが国において，頭部外傷の原因としてよく経験されるのは交通事故，転倒，落下である。重症頭部外傷の全国統計[1]によると，車の安全性の向上，違反運転罰則の強化，乗用車保有率の低下など，複数の社会的要因から若年者の交通外傷が減少している一方で，高齢者においては上記いずれも増加していること，飲酒自転車や歩行者の事故が増加していることなどが特徴として挙げられている。

　上記全国統計では，積極的なCT検査や治療介入により救命率が上昇している一方で，機能予後の不良例が増加している点も報告されている。統計学的に有意な機能的予後不良因子として，年齢75歳以上，GCS（Glasgow Coma Scale）8以下の意識障害，外傷性くも膜下出血の存在，脳室内出血の存在などが挙げられている。特に高齢者は，件数の増加と相まって，機能予後不良例を増加させている要因となっていると考えられ，社会的にも今後の重要課題である。

　ほかの話題として，抗凝固・抗血小板薬内服例への対応，外傷性凝固異常に対する新たな治療戦略，軽症・中等症頭部外傷の管理，スポーツ頭部外傷の啓発，慢性期高次脳機能障害と社会適応などについて，盛んな議論が交わされている。問題を解決に導くため，適切な画像診断が必須であることは論をまたない。

　頭部外傷の画像診断はきわめて日常的ルーチンの一部であるが，背景に存在するこれらの課題を，われわれ画像診断医も認識しておく必要があると思われる。

頭部外傷の画像診断

■CT撮像の適応

　頭部外傷により生じる損傷には，頭蓋の骨折に加え，頭皮の損傷，硬膜外血腫，硬膜下血腫，くも膜下出血，脳挫傷，軸索損傷，脳浮腫，脳ヘルニア，血管損傷などが挙げられる。単純CTはこれらの損傷の多くを描出することができ，かつ汎用性

表1　軽症頭部外傷において頭蓋内病変を合併する危険因子

- ●患者背景
    ① 60歳を超える
    ② 2歳未満
    ③ 抗凝固薬の内服中
    ④ アルコールまたは薬物中毒
- ●受傷機転
    ① 受傷機転が不明
    ② 高エネルギー外傷［40mile/時（＝64km/時）以上の自動車事故，車の大破・横転，運転席の圧縮，車内からの救出に20分以上かかる，6m以上の転落，車と歩行者の事故，20mile/時（＝32km/時）以上の二輪車事故］
- ●重症度
    ① GCS 14以下
    ② 外傷後に前向性健忘の持続
    ③ 30分以上の逆行性健忘
- ●臨床所見
    ① 激しい頭痛
    ② 嘔吐
    ③ 局所神経症状
    ④ 痙攣
    ⑤ 頭蓋骨陥没骨折または頭蓋底骨折の臨床徴候を含む肋骨より上の外傷

（文献2より引用改変）

が高く，検査時間も短いなどの利点から頭部外傷の画像検査として第一選択となっている。

　頭部外傷の診療において重要なことの1つは，真にCT撮像の必要のない軽症患者から，問答無用でCT検査が必要となる重症患者まで，多種多様に存在する患者のなかから，頭蓋内病変の可能性のある患者を選び出しCT検査を行うことである。

　CT撮像の基準に関しては各国から多くの検証がなされており，定まったものはないが，日本脳神経外科学会による重症頭部外傷に関するガイドライン[2]では，軽度頭部外傷において頭蓋内病変を合併する危険因子が紹介され，あてはまる場合にCT撮像を必須としている（**表1**）。

　一方で症状のほとんどない軽症患者に対しては不必要なCT検査を行わないことを提言する動きも存在する。医療費抑制に関してわが国よりもシビアな状況にあると思われる米国において，2011年ごろから始まったいわゆる"Choosing wisely campaign"では，米国各専門医学会が不必要あるいは有害かもしれない検査や治療を選定し，それらを行うことに関して医療者と患者で対話することを推奨している。このなかで，米国救急救命医，小児科医，脳神経外科医の各専門医学会が，医師および患者の両者に向けて各々上記の内容の提言を行っている。小児の頭部のX線被ばくが脳腫瘍のリスクを上昇させるかもしれない可能性についても言及し，軽症患者に対しては，CT検査に踏み切る前に，臨床像を把握し，医師・患者間で対話を行うことの重要性が説明されていることは特筆すべきである[3]。

■CT撮像方法と基本的な読影手順

　CT撮像方式には，大きく分けて2つ存在する。コンベンショナルスキャンとよばれるものは，1枚1枚の断面を寝台が固定された状態で撮影する。これに対してヘリカルスキャンとよばれるものは寝台を動かしながらデータ収集し，関心のある領域

の情報をボリュームとして取得するものである。迅速にthin slice像を取得し、任意方向の断面像を多断面再構成(multi planar reconstruction；MPR)するためには、ヘリカルスキャンでの撮像が必要となり、実際大多数の施設でこれが採用されている。

　読影に際しては、骨条件[ウインドウ幅(WW)2000、ウインドウレベル(WL)500〜1000程度]、および脳条件(WW 60〜80、WL 40程度)での観察が基本となる。骨折線は5mm厚スライス像でもおおよそ描出されるが、複雑な形態をしている頭蓋底に及ぶ骨折には、より細かい病変を描出できる1mm厚以下が必要で、さらに中耳や内耳などの詳細な観察のためには0.5mm厚が必要である。

　まず最初に行うことは、受傷部位を特定することである。これは皮下組織の腫脹や出血で示され、脳条件で確認可能であることが多い。脳条件では頭蓋内出血も探索する。中等度から重症頭部外傷では、ほぼ全例に外傷性くも膜下出血が存在する[4]。薄い硬膜下血腫は通常の脳条件では見落としやすく、また近接する頭蓋骨と区別が難しいことがある。この際thin slice像で多方向から観察するのみならず、WWを広げ(150〜300)、WLを上げる(50〜100)、いわゆる"subdural window"とすることで、血腫の同定が容易になる。頭蓋の骨折は骨条件でより明瞭に描出されるが、詳細については各論に記載することとする。

■ 必要となりうる追加検査

　骨折が頸動脈管とよばれる内頸動脈の走行部位に及ぶ場合、血管損傷を合併しうる。この場合、血管損傷の診断にCTA(CT angiography)/CTV(CT venography)が必要となることがある。診断に際しては、三次元像のみならず元画像での観察が必要である。

　CTが頭部外傷において第一選択となるのは上述したとおりであるが、頭蓋内損傷の検出能はMRIが勝ることが知られており、目的に応じて使い分ける必要がある。例えばCTでは所見が微妙なくも膜下出血や脳挫傷も、FLAIR(fluid-attenuated inversion recovery)像やT2*強調像(T2*-weighted imaging)、磁化率強調像(susceptibility weighted imaging；SWI)では鋭敏に描出可能であることが多い。またCTで描出の難しいびまん性軸索損傷に対して、拡散強調像(diffusion-weighted imaging；DWI)では早期から病変を検出できることが知られている。一方でMRIは骨折の指摘は困難なことが多く、またCTに比べ検査時間が長く、MRI対応でない金属機器を装着した患者には施行できない、などの欠点があることも知っておく必要がある。

　単純X線写真は、CTが登場するまでは頭部外傷の画像診断で第一選択であった。しかし、頭部外傷患者の診療に際して最も重要な頭蓋内の損傷はほとんど描出できず、CTの登場とともに取って代わられ、最近では割愛される傾向にある。

線状骨折

　線状骨折は最も一般的な骨折の様式であり、転位の乏しいのが特徴である。頭部受傷部位直下に生じやすく、受傷部を示す皮下腫脹や出血部位をくまなく探索する必要がある。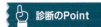頭蓋冠の線状骨折はときに縫合線や血管溝と間違えやすいが、病変の形態から鑑別可能である(表2)[5]。

　ときに体の外表面から観察される臨床所見が頭蓋骨折を反映していることがある。

表2　骨折線と縫合線，および血管溝との鑑別点

骨折線	縫合線	血管溝
鋭い透過性，硬化縁なし	ジグザグ，硬化縁あり	内板のみが関与，あるいは頭蓋骨を貫通する
縫合線をまたぎうる 縫合離開を伴いうる	縫合線を越えず合流する	縫合線をまたぎうる
皮下組織腫脹や血腫を合併する	皮下組織腫脹や血腫を合併しない	皮下組織腫脹や血腫を合併しない

（文献5より引用改変）

　例えば鼻腔や外耳からの出血は，頭蓋底骨折や頭頸部血管損傷に合併していることがある。眼周囲（black eye）や耳介後部（Battle sign）の皮下出血斑も頭蓋底骨折の存在を示唆する。髄液耳漏や髄液鼻漏の存在は，乳突蜂巣や副鼻腔を構成する領域の頭蓋底骨折を示唆する。これら特徴的な所見がある場合は，上記のような状態を念頭に置きながら読影する必要がある。

有用なモダリティ

　スライス方向と骨折線が平行となる場合，骨折線を見落としやすいが，このときに横断のみならずMPR像で作成した多方向断面像から観察することが役立ち，また3D-VR（volume rendering）像では断面像で検出しにくい病変も明瞭に描出され有用である（図1）。

　気脳症は重要な副次所見の1つである。これは開放性頭蓋骨折のときのみならず，乳突蜂巣や副鼻腔壁の骨折にも生じうる（図2）。気脳症の検出に際しては骨条件が必要となり，この条件では脳条件に比べて空気と脂肪の判別が容易となる。気脳症がなくても，乳突蜂巣や副鼻腔の液体貯留が存在することが，骨折線に気付く契機となることもあり，読影上のコツである。

　骨折症例において外傷性くも膜下出血，脳挫傷の合併は高頻度に経験され，受傷直下のみならず対側に生じるcontrecoup injuryも確認が必要である（図1，3）。急性硬膜外血腫を合併する症例では中硬膜動脈や，ときに硬膜静脈洞を横切る骨折に伴いうるので注意が必要である。

　頭蓋底には重要な構造物が多数含まれ，骨折が及ぶことで多彩な合併症を呈する。頭蓋底には大小多数の孔が存在し，縫合線も多く存在する。骨折に至るような外力が頭蓋底に及んだ場合，応力集中の原理に従い，骨折線はこれらの孔や縫合線に向かう傾向がある。

　例えば頸動脈管に骨折が及ぶと内頸動脈壁の損傷から外傷性解離，仮性動脈瘤，内頸動脈海綿静脈洞瘻が生じることがある。硬膜静脈洞に及ぶ骨折では，静脈洞損傷や硬膜動静脈瘻が生じうる。これらの血管損傷の可能性がある場合，臨床医にCTA/CTVの追加検査を指示することが必要である。

陥没骨折

　1つあるいは複数の骨片が，周囲頭蓋骨平面よりも内方に陥入した状態であり，これを有する症例では，ある程度以上の高エネルギーが加わっていることが予想される（図4，5）。脳挫傷やくも膜下出血，硬膜内外の血腫のほかに，静脈洞に及ぶ骨折

図1　左前頭骨線状骨折

8歳，男児。
自動車対歩行者の歩行者側。注意深い観察で骨折線は検出可能だが（aの↑），3D-VR像で明瞭に描出される（bの↑）。対側に外傷性くも膜下出血（c, dの↑），挫傷と急性硬膜下血腫を伴っていた（contrecoup injury, c, d）。

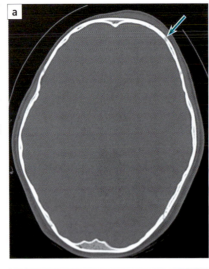
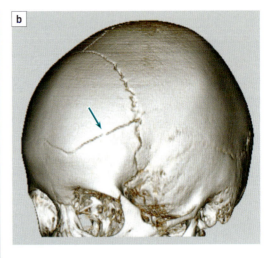
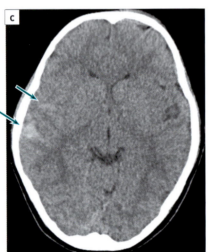
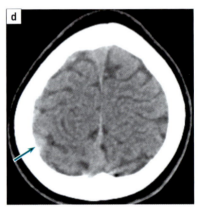

図2　ラムダ縫合離開，気脳症

60歳代，男性。酩酊状態で転倒，転倒時の記憶なし。
右側頭骨の乳突蜂巣に及ぶ骨折（aの↑）があり，わずかな気脳症（aの▲）とラムダ縫合離開（a, bの⇕）を伴っている。右前頭側頭葉の挫傷とくも膜下出血も合併していた（cの↑）。

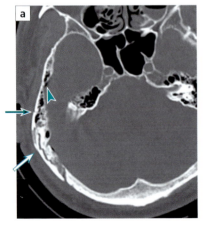
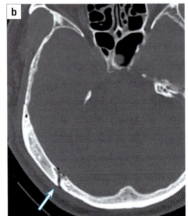
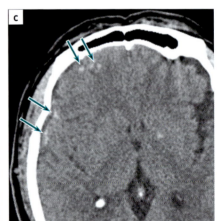

図3　左側頭骨線状骨折
60歳代，男性。階段で15段転落。
骨折（aの↑）直下に凸レンズ状を呈する硬膜外血腫（bの↑）と，対側前頭葉に挫傷（contrecoup injury，cの⇡）とくも膜下出血（contrecoup injury，cの↑）を伴っていた。

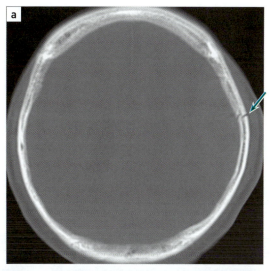
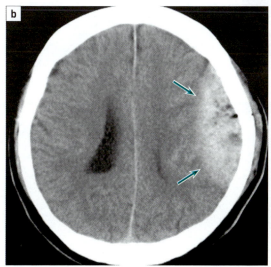
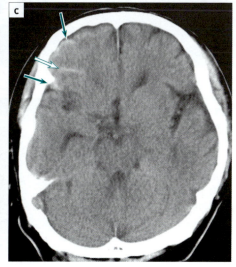

表3　頭部外傷に際する手術適応のうち，頭蓋骨折に関与する項目	・1cm以上の陥没や脳内骨片，高度の脳挫滅が存在する場合 ・硬膜損傷や静脈洞への圧排が存在する場合 ・高度の汚染が存在する開放性骨折 ・副鼻腔に損傷の及ぶ場合

（文献6より引用改変）

や骨片や異物などによる圧迫で，静脈洞気腫，ときに閉塞や血栓症を合併することがある。先に触れた重症頭部外傷に関するガイドライン[2]では，頭部外傷に際する手術適応の1つとして，陥没骨折の項目が挙げられている（**表3**）[6]。ただし陥没骨折の整復が神経症状や晩期てんかんの頻度を低下させるかは，現時点では証明されていない。

縫合離開

外傷に伴い頭蓋縫合の離開が生じうる（**図2**）。縫合癒合が不完全な小児で生じやすいとされ，冠状縫合，ラムダ縫合に多い。縫合離開の多くは線状骨折と連続して生じるが，骨折を伴わず縫合離開単独で存在することもあり，左右の比較が重要となる。

図4 右側頭骨陥没骨折

30歳代，男性。鈍器で殴られ受傷。
側頭骨に複数の骨片が陥没する骨折がある。直下に気脳症（a, bの▲），くも膜下出血（bの↑），対側にもくも膜下出血を伴う（bの⇡）。骨折は鼓室に及び（cの↑），乳突蜂巣と鼓室内の血腫も伴っている（cの⇡）。同側中頭蓋窩の硬膜外血腫を伴っていた（非掲載）。

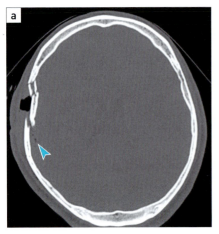
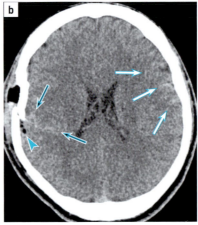
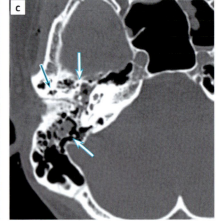

図5 右頭頂骨陥没骨折

80歳代，男性。自宅で転倒，頭頂部挫傷あり，意識はほぼ清明。右頭頂骨の陥没骨折（aの↑）があり，右頭頂部の外傷性くも膜下出血（bの↑）を伴っている。

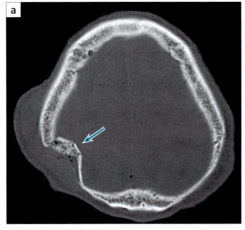
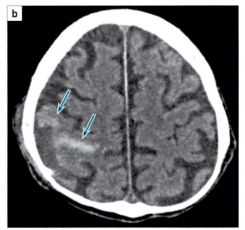

側頭骨骨折

側頭骨骨折は頭蓋骨骨折の約20％を占める[7]。側頭骨には外耳，中耳，内耳，顔面神経，内耳神経，頸動脈管，S状静脈洞，頸静脈球など重要な構造が含まれ，損傷の局在や進展の診断は，治療方針決定や予後の予測に不可欠である。本稿では，側頭骨骨折の分類や，合併症の画像所見について，臨床的事項や読影時の注意点とともに述べる。

■ 画像検査と読影上の注意点

頭部外傷に際して，通常は頭部CTが撮像され，高エネルギー外傷や受傷部位によっては顔面，頸椎をターゲットにしたCTが追加されることが多い。いずれの場合でも，側頭骨の一部が撮像範囲内に含まれており，側頭骨損傷の有無に注意を払う必

図6 側頭骨を構成する5つのsegmentの境界

80歳代，男性。
[1mm厚，頭部CT]

a：tympanosquamous fissure
外耳道の前方で外耳道と平行に走行する(↑)。

b，c：petrotympanic fissure（矢状断像）
tympanosquamous fissureから内側下方に続き，鼓室前壁と側頭下窩に連続する(↑)。

d：tympanomastoid fissure
外耳道の後方で乳突蜂巣の前方を走行する(↑)。

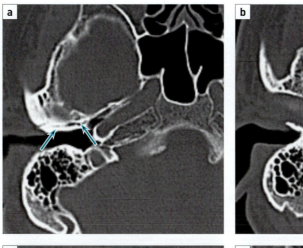
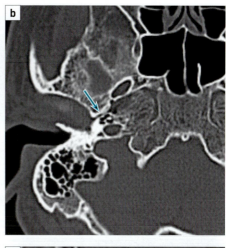
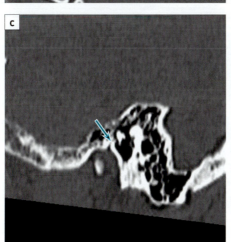
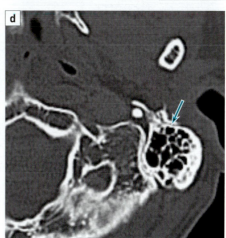

要がある。中耳・内耳といった側頭骨にターゲットを絞ったCTは，臨床的に側頭骨骨折が疑わしいが，上記CTで損傷を指摘することができない場合に，高分解能撮像（0.5mm厚など）が追加される。

　側頭骨に及ぶ骨折や損傷を示唆する副次所見として，乳突蜂巣，外耳道や中耳，蝶形骨洞内の軟部陰影（液体貯留や粘膜肥厚），側頭骨に沿った気脳症，顎関節内の気腫などが挙げられる。また側頭骨骨折の合併症として，伝音性難聴，感音性難聴，回転性眩暈など平衡感覚異常，顔面神経麻痺，髄液漏，理学的所見としてBattle sign（後耳介動脈損傷による耳介後部の内出血）などがある。これらの所見を見た場合は特に，骨折や内部構造の損傷を念頭に，MPR像も活用して側頭骨を丹念に読影する必要がある。

　ところで側頭骨には多数の縫合線や管腔構造が含まれる。側頭骨を構成する5つのsegment（鱗部，錐体部，鼓室部，乳突部，茎状突起）の境界部として，tympanosquamous fissure，petrotympanic fissure，petrosquamous fissure，tympanomastoid fissureがある（図6）。

　側頭骨と周囲の頭蓋骨の縫合や軟骨結合として，occipitomastoid suture，petrooccipital synchondrosis，sphenosquamosal suture，sphenopetrosal sutureがある（図7）。

図7 側頭骨と周囲の頭蓋骨との縫合

a：80歳代，男性。
[1mm厚，頭部CT]
a：occipitomastoid suture
後頭骨–側頭骨乳突部間の縫合線，乳突部の内側後方を走行する（↑）。
b〜d：30歳代，女性。
[1mm厚，頭部CT]
b：petrooccipital synchondrosis
後頭骨–側頭骨錐体部間の軟骨結合，錐体尖部から頸静脈孔神経部に連続する（↑）。
c：sphenosquamosal suture
蝶形骨大翼と側頭骨鱗部の間，棘孔の外側を走行する（↑）。
d：sphenopetrosal suture
蝶形骨大翼と錐体尖部の間，耳管と頸動脈管の間を平行に走行する（↑）。

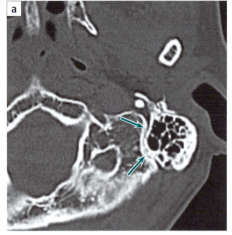
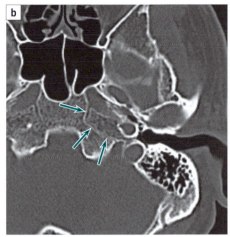
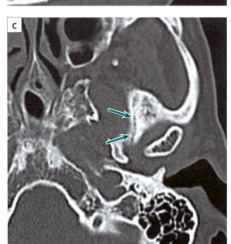
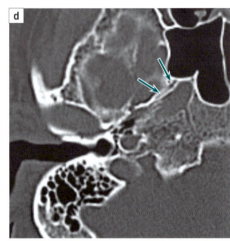

図8 神経・血管・リンパ路の走行する管（a, b）

50歳代，男性。
[1mm厚，頭部CT]
a：翼突管（Vidian canal）
蝶形骨内にあり，正円孔の下内側で正円孔とほぼ平行に走行する（↑）。
b：弓下窩動脈管（subarcuate canaliculus）
上半規管の脚間を走行する（↑）。▲は上半規管脚を示す。

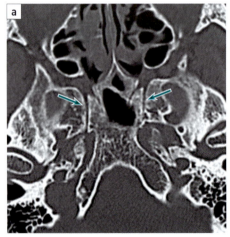
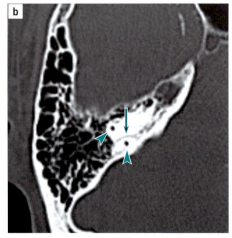

また神経・血管・リンパ路の走行する管などに翼突管（Vidian canal），弓下窩動脈管（subarcuate canaliculus），顔面神経管［迷路部，鼓室部および乳突部（顔面神経の走行については顔面神経麻痺の項も参照）］，単管（singular canal），前庭水管，蝸牛水管などが挙げられる（図8）。

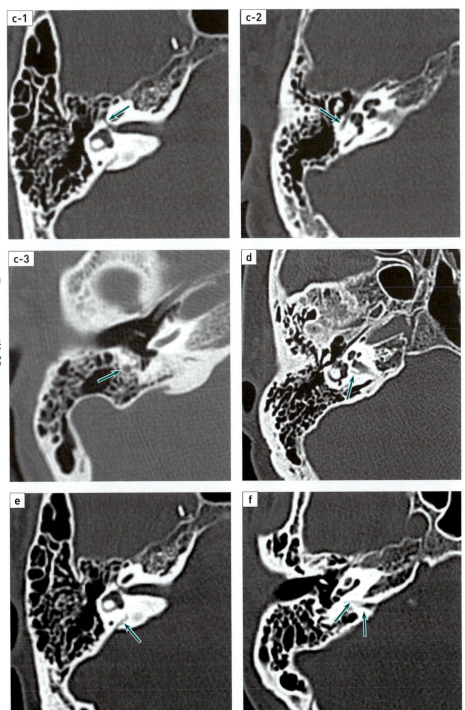

図8 神経・血管・リンパ路の走行する管(c～f)

c：顔面神経管(1；迷路部, 2；鼓室部, 3；乳突部)
内耳道を出てから茎乳突孔に至るまで，顔面神経は側頭骨内を走行し(↑)，走行路を形成する骨性管を顔面神経管とよぶ(顔面神経の走行については顔面神経麻痺の項も参照)。

d：単管(singular canal)[0.5mm厚，中耳CT]
内耳道の後壁と後半規管の基部の間を走行する(↑)。

e：前庭水管
前庭から錐体部後面に伸び，小脳橋角部に開口する(↑)。

f：蝸牛水管
蝸牛の基部近くから頸静脈孔の神経部近くで後頭蓋窩に開口する(↑)。

　これらは中耳・内耳CTなどの高分解能CTで，より明瞭に描出されるが，頭部CTでも観察できることがあり，骨折線と間違えないようにしたい。

側頭骨骨折の分類

　伝統的に，側頭骨の骨折は，錐体部長軸方向の骨折である縦骨折と，それに直行する横骨折に分類されてきた[8,9]。

縦骨折は側頭頭頂部への鈍的外傷によって生じ，骨折は乳突部，外耳道，中耳に及ぶが，骨迷路は免れることが多い。耳小骨や鼓膜の損傷による伝音性難聴を引き起こしやすい。

　一方，横骨折は後頭骨や前頭骨への受傷，つまり外力が前後方向に沿っているときに生じ，頸静脈孔や大後頭孔から錐体尖部に至り，内耳，内耳道に損傷を及ぼしうる。このため，内耳損傷やリンパ漏による感音性難聴や，顔面神経麻痺を引き起こしうる。

　ただし実際はこの2種類に完全に分類されるわけではなく，むしろ2方向の骨折が混在したり，斜めの方向に走る骨折であったりすることのほうが多い。さらに，臨床上重要なのは治療方針の決定や機能予後の予測であり，そのためには機能上重要な構造物の損傷の有無や程度を評価することが大切である。

　この観点から，2つの新たな分類が提唱されてきた。1つは，骨折線が耳包（骨迷路）に及ぶか否かで分ける方法で，もう1つは，骨折線が錐体尖部に及ぶか否かで分ける分類である。

　骨折線が耳包を侵す"otic capsule-violating fracture"と，耳包には及ばない"otic capsule-sparing fracture"とで分けた分類[10,11]では，耳包には及ばない骨折が側頭骨骨折の約95%と大多数を占め，側頭頭頂部への受傷に伴い生じやすく，耳小骨の損傷に伴う伝音性難聴が多かった。一方，耳包が侵される骨折は約5%で，後頭部への受傷に伴い生じやすく，感音性難聴，髄液瘻，顔面神経麻痺（30〜50%）の合併が多かったと報告されている。またこの分類のほうが，従来の分類法よりもよりよく臨床像と相関していた[10]。

　骨折線が錐体尖部や耳包に及ぶ"petrous fracture"と，これらに及ばない"non-petrous fracture"とで分けた分類[12]では，錐体尖部や耳包に及ぶ骨折には顔面神経損傷，髄液漏，感音性難聴などの合併症が生じ，一方で，これらに及ばない骨折では，中耳や乳突部を侵す傾向があり，伝音性難聴が多かったと報告されている。

側頭骨骨折の合併症

　合併症の観点から，それらを生じうる損傷について整理する。

▶伝音性難聴

　外傷後の伝音性難聴の多くは，鼓室出血や鼓膜損傷によることが多い。これらが改善してなお伝音性難聴が続く場合は（外傷後1カ月以上程度），耳小骨（ossicular chain）への受傷を疑う。耳小骨の脱臼のほうが骨折よりも多い[13]。また3つの耳小骨のうち，キヌタ骨が最も大きく，支持靱帯が少ないことから最も損傷されやすい[13]。いくつかの耳小骨間の関節の離開や脱臼，耳小骨の骨折のタイプが知られているが，そのなかでキヌタ-アブミ関節離開が最も多く，キヌタ骨長脚とアブミ骨頭との距離が開大することが高分解能CTで描出される。キヌタ骨の完全脱臼がそれに続く。ツチ-キヌタ骨関節の亜脱臼・脱臼では，ツチ骨とキヌタ骨頭の距離が開き，いわゆる"ice cream"形態が損なわれる。骨折は，キヌタ骨長脚，アブミ骨脚などで生じやすい[13]。

　外耳道に骨折が及ぶ場合は，血腫や外耳道内の転位骨片などにも注意を払う。外耳道の前方には顎関節があり，顎関節損傷を合併する場合がある。

　図4で示した症例では，外耳道，鼓室壁の骨折，および，鼓室内血腫を伴っていた。

図9 鼓室壁骨折，鼓室内液貯留/血腫および外耳道骨折（図4と同一症例）

a〜d：単純CT（bとdは矢状断像）

外耳道の上壁および下壁に骨折線を認める（a, bの↑）。隣接する乳突洞にも液貯留を認める。骨折は外耳道から鼓室の外側壁に連続している（c, dの↑）。鼓室内では耳小骨の周囲に液貯留を認める（dの▲）。耳小骨の損傷は指摘できなかった。本症例では，複数の方向に走る多数の骨折線を認め，側頭骨骨折の古典的分類では混合性骨折といえる（aは縦骨折，cは横骨折を示している）。一方，耳包や錐体尖部は骨折を免れており，otic capsule-sparing fracture，および non-petrous fractureであった。

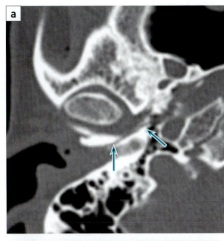
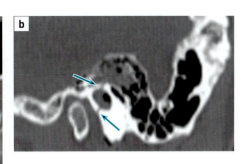
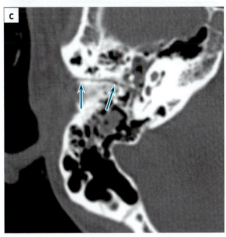
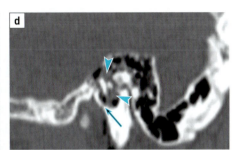

拡大図を図9に示す。

▶感音性難聴・眩暈・外リンパ漏

蝸牛へ骨折が及ぶと，感音性難聴を，前庭（卵円嚢および球円嚢）や半規管へ骨折が及ぶと，眩暈を生じうる。一方で，骨折を認めないにもかかわらず感音性難聴や眩暈を示すことがあり，内耳震盪（cochlear concussion/vestibular concussion）とよばれる[9]。

外リンパ漏は，内耳リンパ液が鼓室へ漏出した状態で，変動する感音性難聴や眩暈などの症状を示す。耳包を侵す骨折，アブミ骨と卵円窓との離開やアブミ骨の卵円孔への陥入などによって生じ，骨迷路内の気腫や卵円窓部の異常陰影などの画像所見を示す[14]。

▶顔面神経麻痺

顔面神経は内耳道を出た後，側頭骨内に入って腹側に走行し（迷路部），膝神経節で大錐体神経と別れた後，鼓室内側壁を背側へ走行（鼓室部），鼓室陥凹の外側部（第2膝部）で下方へ向きを変え，乳突突起の前方部を下降し（乳突部），茎乳突孔から頭蓋外に出る。このなかで最も外力に対して脆弱なのは，大錐体神経の抵抗力がかか

る膝神経節の近傍である。麻痺や損傷の評価には臨床像，高分解能CT，筋電図などが用いられるが，手術的介入の判断について，臨床像と高分解能CTは重要な役割を果たす[15,16]。

受傷直後から24時間以内に生じる顔面神経麻痺は，神経の切断や骨片による神経圧迫によって生じ，神経接合術や除圧術が行われるが，概して機能予後は悪い傾向にある。受傷後24時間以降に生じる顔面神経麻痺は神経震盪，神経，神経鞘など周囲組織の浮腫や血腫に起因することが多く，予後は比較的よく，保存的治療を行うことが多い[15,17]。画像診断では，顔面神経の走行に沿った骨折，骨片や血腫に注意する。

▶髄液漏

鼓室天蓋は鼓室と頭蓋内を境しており，損傷により髄液漏を生じうる。臨床的には，髄液耳漏，鼓膜の損傷を免れた場合は耳管を介して髄液鼻漏の形態をとる。耳包を侵す骨折はリスクが高い。多くの場合，絶対安静により自然経過で改善するが，7～10日以上にわたって持続する場合は髄膜炎や髄膜脳瘤のリスクが上がるため，漏孔部の閉鎖修復術が行われる[17]。

画像診断では，瘻孔部を同定することが求められる。髄液漏は鼓室天蓋の損傷のみならず，前頭洞後壁，篩板，蝶形骨洞天蓋などの頭蓋底損傷によっても生じるため，臨床的に髄液漏を認める場合，冠状断や矢状断を使って頭蓋底全体に注意を払う。高分解能CTは瘻孔部の同定に非常に優れており，93％の症例で瘻孔部を同定できたという報告がある[18]。

▶血管損傷

側頭骨錐体尖部には頸動脈管があり，後頭骨との境界部には頸静脈孔，S状静脈洞が位置する。側頭骨骨折にこれらの血管の損傷を伴うことがあり，動脈解離，仮性動脈瘤，動脈閉塞や切断，動静脈瘻，静脈洞切断，静脈洞血栓症などが起こりうる（図10）。頸動脈管に及ぶ骨折がある場合，頸動脈損傷のリスクが高くなる[19,20]。また動脈性を示唆する外出血，増大する血腫，一過性脳虚血や巣症状なども内頸動脈損傷を示唆する。硬膜静脈洞や頸静脈孔に及ぶ骨折を認める場合も同様に，硬膜静脈洞血栓症のリスクが上昇する[21]。血管損傷の疑いがある場合，積極的にCTA/CTVやMRI/MRA（MR angiography）などを行い，血管損傷や付随しうる脳梗塞などについて評価する必要がある。

growing skull fracture

小児の頭蓋骨は成人と比べ薄く，脆弱である。特に乳幼児の頭蓋骨は薄く弾力に富んでいるため，衝撃を受けて歪み，外力が加わった部分を中心に凹むことが多い。従って，乳幼児では成人よりも陥没骨折が発生しやすい。これは若木骨折の一種として"ピンポンボール型骨折（ping pong fracture）"とよばれる。硬膜は薄く，かつ頭蓋骨内板との癒着が強いため，骨折によって硬膜も同時に断裂しやすい。そういった背景で起こりうるのが，growing skull fractureである。leptomeningeal cystともよばれる。

本症はほとんどが3歳以下の乳幼児に生じる。頭蓋骨折部あるいは縫合離開部に硬

図10 頸動脈管に及ぶ骨折

50歳代，女性。飲酒後後方に転倒し，頭部打撲。直後に意識の消失があったが，居合わせた人に起こされ気が付いた。左後頭部に皮下血腫を認めた（非提示）。
a, b：頭部CT，c〜e：0.5mm厚，高分解能CT（c, dは冠状断像でdはcの少し背側）左側頭骨錐体部に，錐体尖部（aの↑）から頸動脈管（bの△），乳突部内側（bの⇧）に至り，ラムダ縫合離開（a,b▲）を伴う骨折線を認める。乳突部のすぐ内側に気脳症を認め（bの○），乳突蜂巣内の液体貯留を伴っていた（bの●）。頸動脈管の骨折は下壁を侵していた（c〜eの↑）。図中で＊は頸動脈管を示す。脳底槽右側からSylvius裂，側頭葉脳溝のくも膜下出血と，左側頭葉，両側前頭葉の脳挫傷を伴っていた（非提示）。内頸動脈の精査，および，動脈瘤破裂によるくも膜下出血を除外するためCTA（f）が撮像された。内頸動脈損傷や（fの↑），動脈瘤は認めなかった。骨折線は錐体部に平行で縦骨折であり，耳包は関与せず otic capsule-sparing fractureだが，petrous fractureといえる。

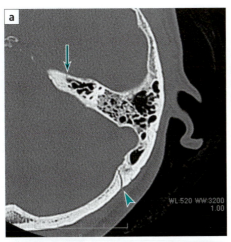
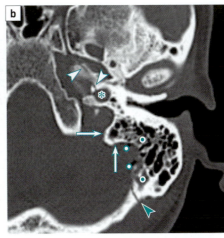
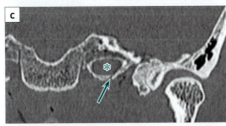
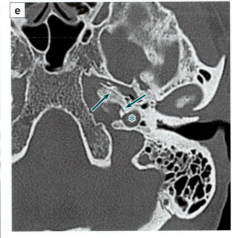
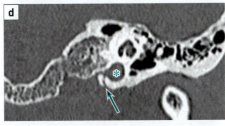
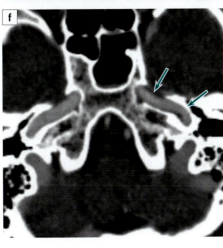

膜や脳実質が入り込むことで，正常な骨折治癒が妨げられた状態である。進行すると病変部の骨折離開や膨隆を生じ，慢性期には直下の脳実質軟化を伴う。無症状の症例もあるが（**図11**），脳実質の損傷を伴うと痙攣や神経学的異常の原因となりうる。硬膜裂傷の存在が発症と関係しており，疑いのある場合は超音波あるいはMRIの追加精査が必要である。発症の高リスク因子として3歳未満，幅4mm以上の骨折，脳挫傷が挙げられている[22]。硬膜と頭蓋骨の修復手術が行われる。

図11　growing skull fracture疑い

10歳代後半，男性。
左眼を強打しCT撮像。左眼窩吹き抜け骨折を認めた（非提示）。incidentalに右頭頂骨の限局性の菲薄化と直下の硬膜および脳実質の陥入を認めた（a〜cの↑，cは冠状断像）。神経学的に無症状で乳幼児期の受傷歴も不明だったが，画像所見からはgrowing skull fractureが考えられた。

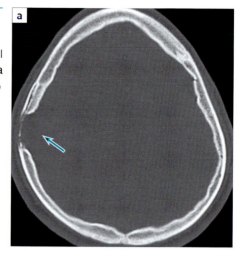
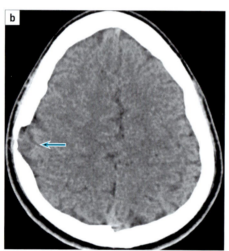
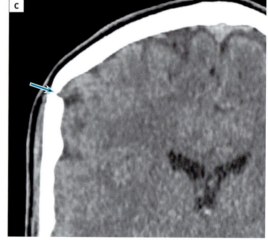

小児虐待による頭部外傷

　身体的虐待を受けた児は救急車で搬送されたり，保育所や学校で外傷を発見されたりして，医療機関受診となる症例が大多数である。その結果，医療機関が虐待発見の場となることが多い。患者本人はもちろん保護者からの病歴聴取が不十分となる傾向があり，臨床所見，画像所見が虐待発見の契機となりうる。特に，詳しい病歴を自らで訴えられない乳幼児の頭部外傷画像では，ときに事故による受傷と虐待とを鑑別することが求められる。社会的に確実な鑑別が求められる一方で，虐待に関する確立された画像診断の論拠は少なく，的確な診断に至るためには小児科医をはじめとして脳神経外科医，眼科医，整形外科医など複数の診療科との意見集約が必要である。

　頭部虐待の形態には，直接頭部を叩くことに加え，特に乳幼児では体ごと前後に大きく揺さぶることによる，いわゆる揺さぶられっこ症候群（shaken baby syndrome）がある。揺さぶることで血管や軸索に回転力，剪断力が加わるため，硬膜下血腫，網膜出血，びまん性脳浮腫/脳症が起き，これらが揺さぶられっこ症候群の三徴となる。ただし実際には，頭部への虐待は頭部叩打と揺さぶりがさまざまな程度に混在した状況で，所見も多彩である。

虐待による頭部外傷の特徴として，臨床的な観点からは，受診までの時間が長い，乳幼児，特に生後6カ月未満では可能性がより高い，といった点が挙げられる。また外傷の特徴として，網膜出血を伴うことが多い，硬膜下血腫は圧倒的に虐待によることが多く，大脳鎌近傍や後頭蓋窩に好発する，などが挙げられる[23]。

　日本小児科学会が公表している「子ども虐待診療手引き」[24]には，画像診断における参考項目が記載されている。頭蓋の骨折に関しては，乳幼児の縫合線を超えない単純な線状骨折は事故によることが多い一方で，複雑骨折，多発骨折，陥没骨折，離開骨折，反復骨折といった単純な線状骨折に留まらない骨折は，虐待を考慮すべき所見として挙げられている。

おわりに

　頭蓋骨骨折の画像診断について，頭部外傷に関する事項も交えながら解説を行った。頭部外傷では，頭蓋骨骨折とともに，合併する頭蓋内損傷を的確に診断し，必要に応じてMRIや造影CTの追加指示を行うことが求められる。本稿が頭部外傷の画像検査や画像所見の理解の一助となれば幸いである。

文献

1) 亀山元信ほか：重症頭部外傷の年齢構成はどのように変化してきたのか？：頭部外傷データバンク【プロジェクト 1998, 2004, 2009】の推移. 日本頭部外傷データバンク【プロジェクト2009】特集号. Neurotraumatology, 36：10-16, 2013.
2) 日本脳神経外科学会編：軽症・中等症頭部外傷への対応. 重症頭部外傷治療・管理のガイドライン, 第3版. 医学書院, 東京, 2013, p155-165.
3) Choosing wisely：ACEP-CT scans of head for emergency department patients with minor head injury. AAP-CT scans to evaluate minor head injuries. AANS and CNS-Routine CT scans for mild head injury in children. http://www.choosingwisely.org/
4) Osborn AG：Osborn's Brain：Imaging, Pathology, and Anatomy. Lippincott Williams & Wilkins, Philadelphia, 2012, p5.
5) Sanchez T, et al：Skull fracture vs. accessory sutures：how can we tell the difference? Emerg Radiol, 17：413-418, 2010.
6) 日本脳神経外科学会ほか編：手術適応と手術方法. 重症頭部外傷治療・管理のガイドライン, 第3版. 医学書院, 東京, 2013, p81-113.
7) 尾尻博也：側頭骨骨折の画像所見と臨床. 耳鼻咽喉科展望, 52：468-470, 2009.
8) Juliano AF, et al：Imaging review of the temporal bone：Part II. Traumatic, postoperative, and noninflammatory nonneoplastic conditions. Radiology, 276：655-672, 2015.
9) Zayas JO, et al：Temporal bone trauma and the role of multidetector CT in the emergency department. Radiographics, 31：1741-1755, 2011.
10) Little SC, et al：Radiographic classification of temporal bone fractures：clinical predictability using a new system. Arch Otolaryngol Head Neck Surg, 132：1300-1304, 2006.
11) Dahiya R, et al：Temporal bone fractures：otic capsule sparing versus otic capsule violating clinical and radiographic considerations. J Trauma, 47：1079-1083, 1999.
12) Ishman SL, et al：Temporal bone fractures：traditional classification and clinical relevance. Laryngoscope, 114：1734-1741, 2004.
13) Meriot P, et al：CT appearances of ossicular injuries. Radiographics, 17：1445-1554, 1997.
14) Yanagihara N, et al：Pneumolabyrinth in perilymphatic fistula：report of three cases. Am J Otol, 8：313-318, 1987.
15) Ulug T, et al：Management of facial paralysis in temporal bone fractures：a perspective study analyzing 11 operated fractures. Am J Otol, 26：230-238, 2005.
16) Darrouzel V, et al：Management of facial paralysis resulting from temporal bone fractures：our experience in 115 cases. Otolaryngol Head Neck Surg, 125：77-84, 2004.
17) Brodie HA, et al：Management of complications from 820 temporal bone fractures. Am J Otol, 18：188-197, 1997.
18) Shetty PG, et al：Evaluation of high-resolution CT and MR cisternography in the diagnosis of cerebrospinal fluid fistula. AJNR Am J Neuroradiol, 19：633-639, 1998.
19) Resnick DK, et al：The significance of carotid canal involvement in basilar cranial fracture. Neurosurgery, 40：1177-1181, 1997.
20) York G, et al：Association of internal carotid artery injury with carotid canal fractures in patients with head trauma. AJR Am J Roentgenol, 184：1672-1678, 2005.
21) Delgado Almandoz JE, et al：Prevalence of traumatic dural venous sinus thrombosis in high-risk acute blunt head trauma patients evaluated with multidetector venography. Radiology, 255：570-577, 2010.
22) Singh I, et al：Growing skull fractures：guidelines for early diagnosis and surgical management. Childs Nerv Syst, 32：1117-1122, 2016.
23) 荒木　尚ほか：児童虐待における頭部外傷の脳神経外科的アプローチ. 脳と発達, 41：175-180, 2009.
24) 日本小児科学会編：16.頭部CT & MRIにおける注意点, 4.乳幼児の頭部外傷. 子ども虐待診療手引き, 第2版. 日本小児科学会ホームページ内, 2014. http://jpeds.or.jp

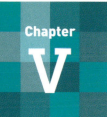

Chapter V 顔面骨折

小玉隆男

　顔面骨折は，比較的低エネルギーで頭頸部などに限局した外傷が想定される場合と，交通事故や転落などの高エネルギー外傷に伴う全身外傷の一部として見られる場合がある。後者の場合，生命予後に関連する病態がまず治療の対象となるため，顔面骨折は初期治療の対象とならない場合も多い。しかし，高エネルギー外傷の画像診断として多列検出器CT（multi-detector row CT；MDCT）を用いた全身のCT検査が施行されることが一般的となっており，頭頸部の外傷においても，そのCT画像を用いた詳細な評価が可能である。

　現在の救急医療の現場において，顔面骨折の画像診断においても中心的役割を担っているのはMDCTである[1〜6]。本稿では，主な顔面骨折について，MDCTでの所見を中心にして解説したい。

顔面骨の構造的支柱：facial buttress system

　顔面骨骨折としては後述するLe Fort骨折が有名であるが，近年の高エネルギー外傷に伴う顔面骨折においては必ずしも適切な分類ではなく，これに合致する典型的な例はまれである[1,6]。顔面骨折の診断や治療を考える際，顔面骨の構造的支柱（facial buttress system）の理解が重要とされている。これは，垂直方向あるいは水平方向に走行する骨の厚い部分，支柱となるべき構造を総称したものであり，垂直方向にはnaso-maxillary, zygomaticomaxillary, pterygomaxillary, vertical mandibleのbuttressが，水平方向にはfrontal bar, inferior orbital rim, hard palateがある（図1）[7]。

顔面骨折の画像診断

　顔面骨折の画像診断で中心的役割を果たすのはCT検査であり，使用可能な施設ではMDCTが標準的な第一選択とされる[1〜6]。可能な限り薄い実効スライスで撮像し，骨条件および軟部組織条件での画像を作成する。横断に加えて，冠状断および矢状断の多断面再構成（multiplanar reconstruction；MPR）像が必要である。高エネルギー外傷に伴う顔面骨折には頭蓋底や頸椎の損傷をしばしば合併するので，それらの詳細な評価も求められる。

　立体的な構造の把握，患者および家族への説明，手術のシミュレーションなどには3D再構成が有用である。ただ，3D像では細かな骨折線や眼窩内側壁などの薄い骨構造の評価が困難であるので注意を要する。

　小児をはじめとして，CTに伴うX線被ばくは問題となる。近年普及しつつある逐次近似法などを応用することで，被ばく低減を図る必要がある[8]。

図1 facial buttress system
垂直方向：
　① naso-maxillary
　② zygomaticomaxillary
　③ pterygomaxillary
　④ vertical mandible buttresses
水平方向：
　Ⓐ frontal bar
　Ⓑ inferior orbital rim
　Ⓒ hard palate

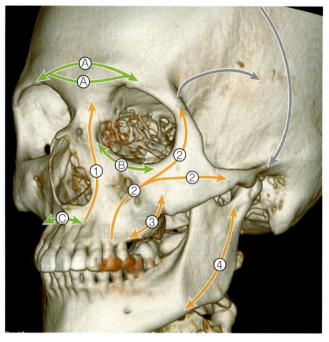

　歯科および耳鼻咽喉科領域を中心として応用が進んでいるcone beam CT（CBCT）は，低い被ばく線量で高分解能の3D像やMPR像が得られ，低エネルギーの顔面に限局した外傷では応用可能な手法と考えられる[9]。ただ，軟部組織分解能が低い，撮像範囲が限られている，臥位での撮像が困難などの制約がある。

　単純撮影の有用性は乏しいが，CTは金属アーチファクトの影響を受けやすく，ときに歯牙の評価が困難な場合がある。パノラマ撮影などは下顎骨骨折や歯牙の評価に有用である。

　顔面骨折においてMRIが果たす役割は乏しいが，外眼筋をはじめとした軟部組織や視神経損傷，頭蓋内合併症の評価などに有用である。

各部位における骨折

▪前頭洞骨折

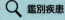
鑑別疾患

　前頭洞骨折は，前頭骨への直接外力による場合と頭蓋骨骨折が進展する場合があり，上顎顔面骨折の5〜15％とされている。その診断に際しては，前壁か後壁か，交通性か非交通性か，骨偏位の有無などに留意する必要がある。前壁の単独骨折が半数以上を示し，次いで前後壁に及ぶ場合が多い。後壁の単独骨折はまれである。鼻前頭管（nasofrontal duct）や，前頭蓋底硬膜損傷の有無，脳挫傷などの頭蓋内合併症の診断が重要である。前頭骨骨折（図2）では，垂直に走行し前頭洞，眼窩，頭蓋底に及ぶ場合に，頭蓋内の外傷や視神経症などを合併する頻度が高いとの報告がある[10]。

　前頭骨は顔面骨で最も強度が高い構造であり，前頭洞骨折の存在は高エネルギー外傷を示唆する。このため，前頭洞骨折にはほかの顔面骨骨折を合併することも多い（図3）。

図2 前頭骨骨折
50歳代，男性。
a：3D-CT
前頭骨を縦走する骨折線が認められる（↑）。
b：骨条件CT
前頭洞内板の骨折も認められる（↑）。
c：CT矢状断像
脳挫傷（↑），くも膜下出血（▲），気脳症（⇑）が認められる。

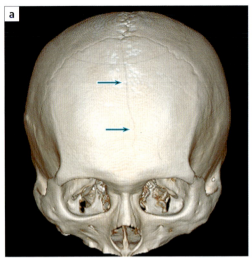
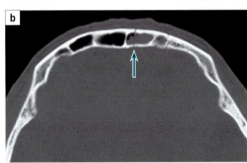
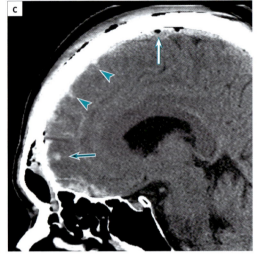

図3 左顔面骨のcrush injury（a〜d）
60歳代，男性。
a：3D-CT
眼窩縁や上顎骨，頬骨などに多数の骨折が見られ，骨折部の転位を伴っている。
b：骨条件CT
左前頭洞にも複数の骨折が見られ，転位・変形を伴っている（↑）。
c：頭部CT，d：同冠状断像
左前頭葉の脳挫傷を示唆する高吸収域が認められる（↑）。

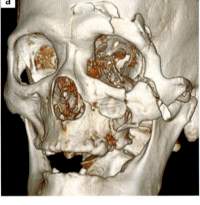
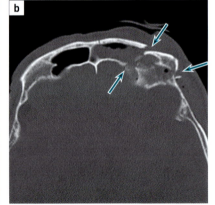
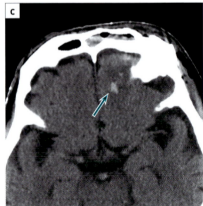
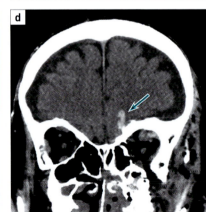

図3 左顔面骨のcrush injury（e, f）
e：骨条件CT冠状断像,
f：軟部組織条件CT冠状断像
眼窩上壁，外側壁，下壁および上顎洞壁に多数の骨折が見られる（↑）。眼窩上部には血腫などを示唆する軟部組織が見られ，上直筋・上眼瞼挙筋が腫脹している。

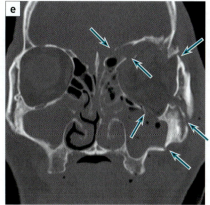
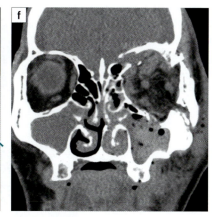

図4 鼻骨骨折
80歳代，男性。
a：3D-CT,
b, c：骨条件CT
鼻骨に複数の骨折が見られ，その変形を伴っている。鼻中隔腹側上部の骨折（⇡）も見られ，右側では上顎骨前頭突起の骨折を伴っている（↑）。

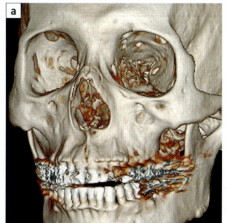
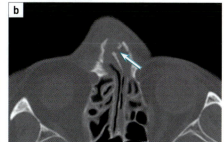
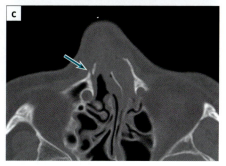

■ 鼻骨骨折，naso-orbito-ethmoid（NOE）骨折

鼻骨はその位置や構造上の特徴から骨折をきたしやすく，顔面骨折では鼻骨の単独骨折が最多である。正面あるいは側方からの外力によるが，外力の方向によって骨折パターンは異なる[2]。側方からの外力によることが多く，上顎骨前頭突起に骨折が及ぶことも多い（図4）。鼻骨骨折においては，鼻中隔損傷の有無を評価することも重要である[6]。

弱い外力では鼻骨単独骨折をきたすが，高エネルギー外傷では篩骨洞や眼窩の骨折を伴うことも多い（NOE骨折，図5）。NOE骨折の治療に関しては内眼角靱帯（medial canthal tendon；MCT）損傷の有無が重要であり，MarkowitzらはMCTの状況に応じて3型に分類している[11]。涙嚢や鼻涙管に損傷が及ぶ場合，流涙症の原因となる。また，篩板の骨折，鼻前頭管や眼球損傷を伴う場合もある。

■ 眼窩骨折

眼窩骨折は，眼窩内側壁や下壁などに限局した内部骨折と眼窩縁の骨折を伴う場合に大別される。

図5　NOE骨折
10歳代，男性。
a：3D-CT，
b，c：骨条件CT
鼻骨に複数の骨折が見られ，左眼窩内側壁（⇑）や，眼窩下縁，上顎洞前壁（↑）の骨折も見られる。

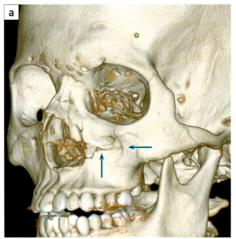
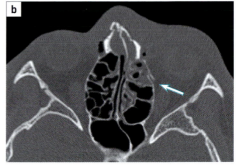
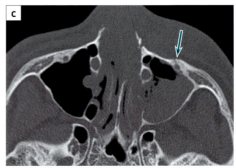

図6　眼窩下壁吹き抜け骨折
40歳代，男性。
a，b：軟部組織条件CT冠状断像，
c：同矢状断像（視神経の走行に併せた断面）
広い範囲の眼窩底骨折が見られる。その一部は眼窩下溝に沿っており，眼窩下神経が上顎洞上部に転位している（↑）。背側では下直筋が骨折部でインピンジされた状態となっている（▲）。

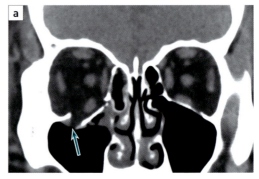
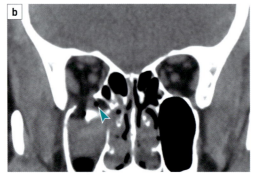
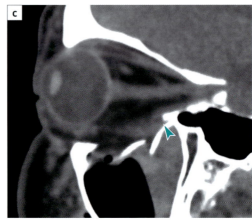

▶内部眼窩骨折，眼窩吹き抜け（blow-out）骨折

　眼窩前方からの外力によって眼窩内圧が急激に上昇し，骨壁の菲薄な眼窩下壁や内側壁（紙様板）の骨折をきたす（図6，7）。眼窩下壁の骨折は骨の薄い眼窩下溝（管）近傍に好発する。眼窩下壁骨折の評価には，冠状断CT（MPR）が必須である。眼窩内容の副鼻腔への脱出，副鼻腔内の血性液体貯留，眼窩内血腫および気腫などが見られ，

診断のPoint

画像の特徴

図7　眼窩内側壁吹き抜け骨折

80歳代，女性。
a：軟部組織条件CT，b：骨条件CT，
c：軟部組織条件CT冠状断像，d：骨条件CT冠状断像
右眼瞼の著しい腫脹が見られ，右眼窩内側壁の骨折が見られる。眼窩内脂肪とともに内直筋が脱出し，その変形を伴っている（↑）。

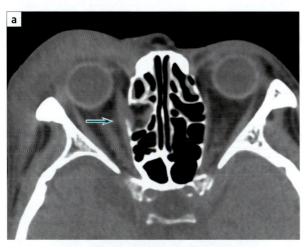
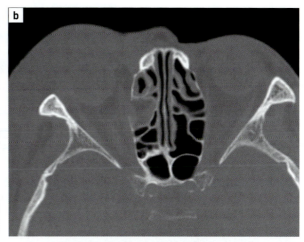
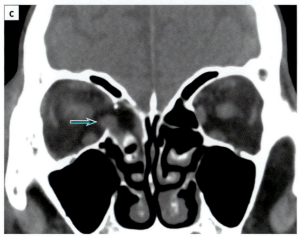
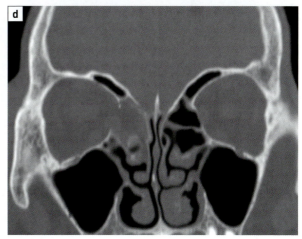

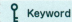
Keyword

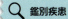
鑑別疾患

眼窩内気腫は内側壁骨折に多いとされている。

　内直筋や下直筋の脱出・嵌頓に伴って眼球運動障害（複視）をきたす。眼窩内脂肪組織のみの脱出で外直筋のヘルニアを伴わない場合でも複視を伴うことがあり，脂肪組織と外直筋の線維性の癒着，外眼筋の挫傷，眼窩内血腫などが原因として挙げられる。術後眼球運動障害の予測にCT所見が重要との報告も見られる[12]。眼窩底骨折では，眼窩下神経損傷を伴うことも多い。

　骨の弾性が高い小児の眼窩底骨折では，骨折した骨が元の状態に復し，下直筋のヘルニアのみが残る場合がある（trapdoor fracture）[13〜15]。CTでは骨折を伴わない軟部組織として認められ，粘膜肥厚などと誤診される場合があり注意を要する（図8）。

　内側壁骨折の鑑別には先天的な紙様板裂開（dehiscence）が挙げられ，眼窩内脂肪が篩骨洞内に突出する[16]（図9）。篩骨洞内の出血や液体貯留を認めないことが急性期骨折との鑑別になるが，陳旧性骨折との鑑別がときに困難である。突出する眼窩内脂

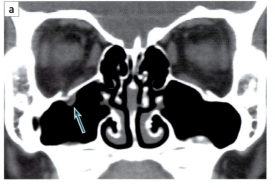
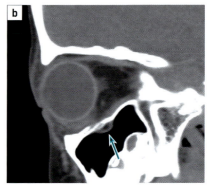

図8　眼窩下壁のtrapdoor fracture
6歳，男児。
a：軟部組織条件CT冠状断像，
b：同矢状断像
眼窩下壁の明らかな骨折は認められないが，眼窩下溝の下部に接するように小さな脂肪濃度と軟部組織濃度が認められ（↑），下直筋の連続性が一部で不明瞭化している。臨床的には右眼の上転障害が見られた。

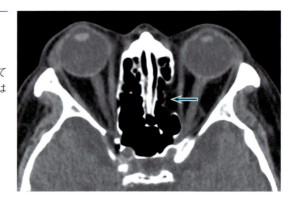

図9　紙様板裂開
60歳代，男性。
軟部組織条件CT
左眼窩内側壁の一部が欠損し，眼窩内脂肪が篩骨洞内に脱出している（↑）。内直筋の偏位や変形，篩骨洞内の異常軟部組織などは見られない。

用語アラカルト

＊1　インピンジメント（impingement）
impingeとは，衝突する，突き当たるという意味であり，肩関節をはじめとする整形外科領域で用いられることが多い。腱板などが骨構造に衝突する，あるいははさみ込まれる場合にインピンジメント症候群とよばれる。

 Keyword

肪の内側に骨構造が見られる場合や，内直筋のヘルニアを伴う場合には骨折後の可能性が高い。

▶眼窩縁骨折

　眼窩の上縁，外側縁および下縁への外力に伴う骨折を認める。外側縁の単独骨折はまれであり，頬骨などほかの骨折を伴うことが多い。blow-out骨折を伴うこともあるが，眼窩縁への外力によって眼窩上壁や下壁が眼窩内へ転位するような骨折を示す場合がある（blow-in骨折，図10）。眼窩上壁の骨折ではblow-in骨折の頻度がほかの部位に比べて高いとされている。外眼筋のインピンジメント＊1を伴う場合がある。
　眼窩上壁の骨折では前頭洞などのほかの顔面骨折を伴う場合も多く，気脳症や脳挫傷などの頭蓋内合併症に留意する必要がある[17]（図3）。

■頬骨骨折，zygomaticomaxillary complex（ZMC）骨折

　頬骨骨折は，顔面中央部骨折で鼻骨骨折に次いで多い。頬骨は強度の高い骨であるが，zygomaticofrontal（頬骨前頭），zygomaticosphenoid（頬骨蝶形），zygomaticotemporal（頬骨側頭），zygomaticomaxillary（頬骨上顎）の各縫合部の強度は弱く，頬骨への強い外力によって縫合部での骨折をきたす。眼窩外側壁，眼窩底，上顎前壁，上顎外側壁，頬骨弓などに骨折を認めtripod，あるいはtrimalar骨折と称されるが，必ずしも正確な呼称ではない（図11）。頬骨弓骨折は頬骨側頭縫合の1.5cm背側に認めることが多い。眼窩下神経が高頻度に障害され，1/3で眼球の損傷を伴う。頬骨弓単独の骨折もあるが，その場合には少なくとも3カ所の骨折線を伴うとされている（図12）。

図10 眼窩下壁のblow-in骨折
9歳，男児。
a：3D-CT，b：軟部組織条件CT冠状断像
上顎洞前壁から眼窩下壁に及ぶ骨折が認められる。眼窩下壁の骨折は眼窩内へ突出するように見られ，下直筋の軽度の圧迫を伴っている（↑）。

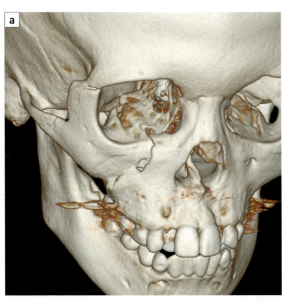
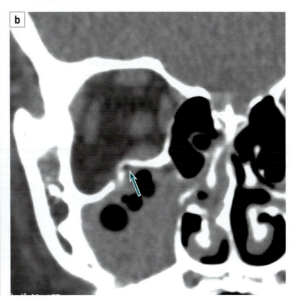

図11 右頬骨tripod骨折
50歳代，男性。
3D-CT
眼窩外側縁，眼窩下縁から上顎洞前壁，頬骨弓の骨折が認められる（↑）。

図12 左頬骨弓骨折
60歳代，男性。
骨条件CT
左頬骨弓に3カ所の骨折が見られ，中央部で陥凹している（↑）。

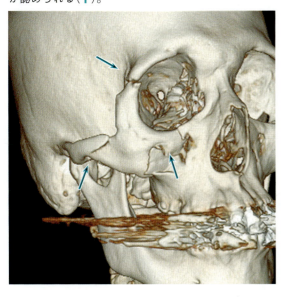
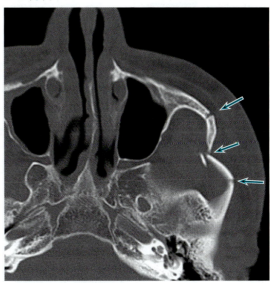

■ 上顎骨折（顔面中央部中心部骨折）

　顔面中央部の骨折として古くからLe Fort分類（図13）が有名であるが，この分類は戦時下における比較的低エネルギーの外傷を対象としたものである。交通外傷や転

図13 Le Fort骨折
a：3D-CT正面像，b：同側面像

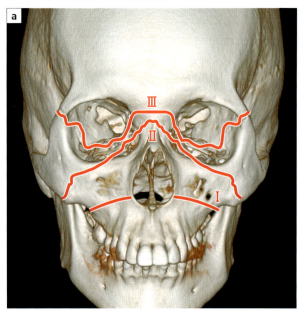
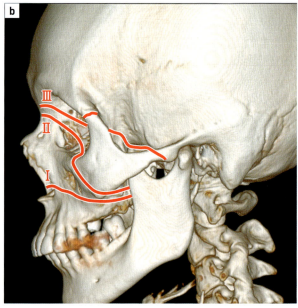

図14 両側上顎骨折
10歳代，男性。
a，b：3D-CT，
c：骨条件CT冠状断像
両側歯列上部の上顎骨，鼻中隔下部，上顎洞後壁を走行する骨折線が認められる（↑）。Le Fort Ⅰ型に近い骨折であるが，翼突板の骨折は見られなかった。

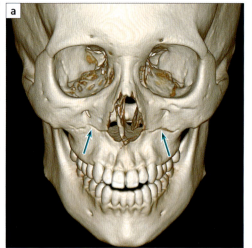
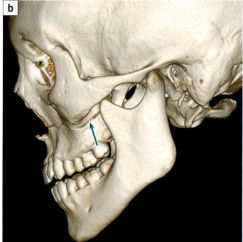
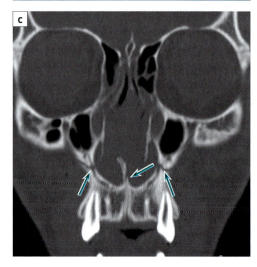

図15 顔面多発骨折
80歳代，男性。
a，b：3D-CT，
c，d：骨条件CT冠状断像
両側翼突板，上顎洞前壁，および右眼窩下壁の骨折（▲）が見られ，Le Fort Ⅱ型に近い骨折である（特に右側）。右眼窩外側壁および頬骨弓（↑），下顎骨の多発骨折も伴っている。

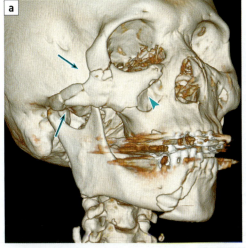
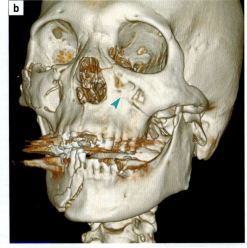
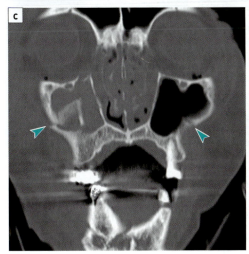
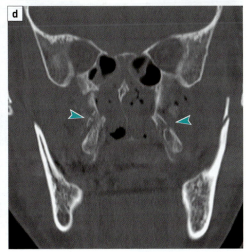

落など近年の高エネルギー外傷に伴う顔面骨折においては必ずしも適切な分類とはいえず，臨床的にこれに合致する典型的な例はまれである。オリジナルのLe Fort骨折は左右対称的であるが，左右非対称あるいは一側性であることや他の骨折を伴う場合なども多い（**図14，15**）。

Rheaらは，Le Fort骨折の簡便な診断法として以下の項目を挙げている[18]。

診断のPoint

① Le Fort骨折ではいずれの型でも両側翼突板の骨折を伴う
② 梨状口外側の骨折はⅠ型のみ

Tips & Tips *Le Fort骨折*

Ⅰ型：上口唇の上，上顎歯槽突起への外力で発生する。骨折線は歯列上部の上顎骨，梨状口下部，鼻中隔下部，上顎洞後壁，翼突板を水平に走行し，硬口蓋・歯槽が遊離する（"floating palate"）。

Ⅱ型：Ⅰ型と同様の外力で生じる。骨折線は鼻前頭結合から眼窩内側壁，下壁，眼窩下縁，zygomaticomaxillary縫合を走行し，背側では鼻中隔や翼突板に及ぶ。上顎骨体部と鼻骨が錐体状に分離し（"floating maxilla"），眼窩下神経損傷を高頻度に伴う。

Ⅲ型：鼻根部に及ぶ外力により，顔面骨と頭蓋骨が完全に分離する。骨折線は鼻前頭結合から外側に走行し，眼窩内側壁，下壁，外側壁および頬骨弓に及ぶ。

図16 上顎歯槽骨骨折
9歳，男児。
a：3D-CT，b：骨条件CT矢状断像
左上顎中切歯および側切歯が脱落し，その歯根周囲をはじめとした歯槽骨骨折が認められる（↑）。

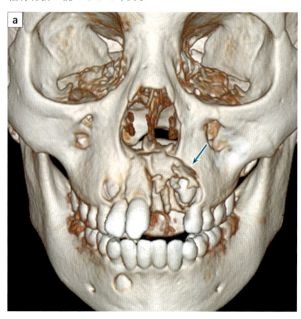
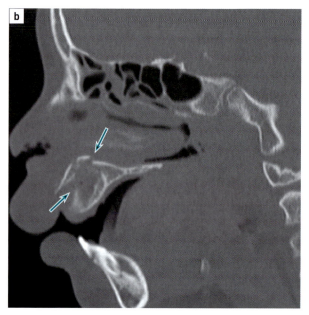

③ 眼窩下縁および頬骨上顎縫合の骨折はⅡ型のみ
④ 頬骨弓および眼窩外側壁の骨折はⅢ型のみ

である。

　最も複雑な上顎骨折は多数の顔面骨に粉砕骨折が見られるsmash（crush）骨折であり，多くのbuttress systemが不安定となる（図3）。
　また，比較的低エネルギーの外傷では上顎骨単独骨折も見られる。最も多いのは歯槽骨の骨折であり，歯牙の損傷が問題となる（図16）。

下顎骨骨折

　下顎骨骨折は，正中（parasymphyseal），下顎体，下顎角，関節突起などさまざまな部位で見られる。そのアーチ状の構造上多部位の骨折を伴う場合も多いとされ，Leeらは下顎骨骨折の58％で多発していたと報告している[19]。2カ所で骨折している場合は，対側であることが多い（図17）。骨折が下顎枝よりも下方に見られる場合には，下歯槽管の評価が必要である（図18）。下顎骨骨折をきたす外力は顎関節にも作用するため，顎関節や外耳道の骨折にも注意する必要がある。

小児における顔面骨折

　小児期は，骨の弾性が高い，相対的に神経頭蓋（前頭部）が発達している，副鼻腔が未発達である，皮下脂肪が豊富である，などの要因により，成人と比べて顔面骨

図17 下顎骨の多発骨折（図14と同一症例）
a，b：3D-CT
右傍正中，左筋突起および関節突起の骨折が認められる（↑）。

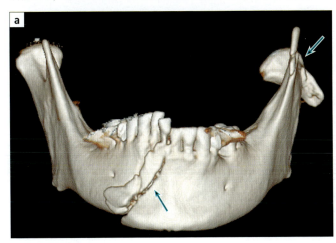
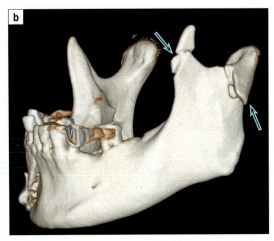

図18 下顎骨骨折
20歳代，男性。
骨条件CT矢状断像
左埋伏智歯から下顎角に至る骨折が見られ，下歯槽管を横切っている（↑）。

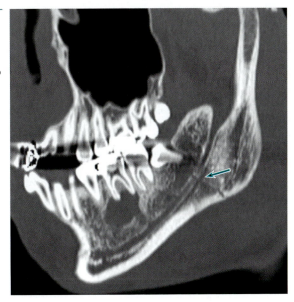

診断のPoint

折をきたしにくいとされている[13,14]。そのため，顔面骨折の存在は他の重篤な外傷を示唆し[20]，特に頭蓋内損傷の頻度が高い。成人とは骨折部位やパターンも異なる。骨の弾性が高く骨膜が厚いことから，若木骨折を呈することが多く，骨の転位をきたしにくいという特徴がある。先述のように，眼窩ではtrapdoor fractureに留意する必要がある（図8）。

　報告によって異なるが，小児では眼窩や前頭骨の骨折が多いとされている。ただ，鼻骨骨折のみの場合は画像診断の対象にならずに過小評価されている可能性もある。副鼻腔の発達に伴って，前頭洞などの副鼻腔に関連した骨折の頻度が増加する。

　なお，小児期におけるCT検査と白血病や脳腫瘍の関連が報告されており[21]，CT検査においては被ばく線量低減を成人以上に留意する必要がある。

文献

1) Fraioli RE, et al : Facial fractures : beyond Le Fort. Otolaryngol Clin North Am, 41 : 51-76, 2008.
2) Rosenbloom L, et al : Facial fracrures. Head and Neck Imaging, 5th ed, Som PM, et al, eds. Mosby, St Louis, 2011, p491-524.
3) Rosenbloom L, et al : Imaging of facial and skull trauma. Musculoskeletal Imaging, 2nd ed, Pope TL, et al, eds. Saunders, Philadelphia, 2015, p21-31.
4) Avery LL, et al : Multidetector and three-dimensional CT evaluation of the patient with maxillofacial injury. Radiol Clin North Am, 49 : 183-203, 2011.
5) Papageorge MB, et al : Radiographic evaluation of facial injuries. Oral and Maxillofacial Trauma, 4th ed, Fonseca R, et al, eds. Saunders, Philadelphia, 2013, p231-247.
6) Dreizin D, et al : Multidetector CT of midfacial fractures : classification systems, principles of reduction, and common complications. Radiographics, 38 : 248-274, 2018.
7) Linnau KF, et al : Imaging of high-energy midfacial trauma : what the surgeon needs to know. Eur J Radiol, 48 : 17-32, 2003.
8) Widmann D, et al : Ultralow-dose computed tomography imaging for surgery of midfacial and orbital fractures using ASIR and MBIR. Int J Oral Maxillofac Surg, 44 : 441-446, 2015.
9) Roman R, et al : The use of reformatted cone beam CT images in assessing mid-face trauma, with a focus on the orbital floor fractures. Clujul Med, 89 : 519-524, 2016.
10) Garg RK, et al : A novel classification of frontal bone fractures : The prognostic significance of vertical fracture trajectory and skull base extension. J Plast Reconstr Aesthet Surg, 68 : 645-653, 2015.
11) Markowitz BL, et al : Management of the medial canthal tendon in nasoethmoid orbital fractures : the importance of the central fragment in classification and treatment. Plast Reconstr Surg, 87 : 843-853, 1991.
12) Jung H, et al : Prognostic CT findings of diplopia after surgical repair of pure orbital blowout fracture. J Craniomaxillofac Surg, 44 : 1479-1484, 2016.
13) Boyette JR : Facial fractures in children. Otolaryngol Clin North Am, 47 : 747-761, 2014.
14) Alcalá-Galiano A, et al : Pediatric facial fractures : children are not just small adults. Radiographics, 28 : 441-461, 2008.
15) Neinstein RM, et al : Pediatric orbital floor trapdoor fractures : outcomes and CT-based morphologic assessment of the inferior rectus muscle. J Plast Reconstr Aesthet Surg, 65 : 869-874, 2012.
16) Moulin G, et al : Dehiscence of the lamina papyracea of the ethmoid bone : CT findings. AJNR Am J Neuroradiol, 15 : 151-153, 1994.
17) Martello JY, et al : Supraorbital roof fractures : a formidable entity with which to contend. Ann Plast Surg, 38 : 223-227, 1997.
18) Rhea JT, et al : How to simplify the CT diagnosis of Le Fort fractures. AJR Am J Roentgenol, 184 : 1700-1705, 2005.
19) Lee JT, et al : The effect of mandibular third molar presence and position on the risk of an angle fracture. J Oral Maxillofac Surg, 58 : 394-398, 2000.
20) Grunwaldt L, et al : Pediatric facial fractures : demographics, injury patterns, and associated injuries in 772 consecutive patients. Plast Reconstr Surg, 128 : 1263-1271, 2011.
21) Pearces MS, et al : Radiation exposure from CT scans in childhood and subsequent risk of leukaemia and brain tumours : a retrospective cohort study. Lancet, 380 : 499-505, 2012.

MEMO

Chapter VI 全身疾患の頭蓋病変

森 墾

　画像に限らず検査は「のぞき窓」にすぎない。

　頭部画像では人体のなかで頭部近傍のみに注目してしまい、その他の多様な臓器を意識の外に追いやる近視眼的な思考に陥りやすい。全身疾患の病変が特異的にある臓器のみに出現する場合は、頭部画像で何の所見も認めないこともある。しかし、全身疾患の場合は、頭部領域にもなんらかの痕跡を残しているものである(表1, 2)。それを基に「のぞき窓」である検査の範囲外で起こりうることを想像しながら読影すると、正しい診断に至る可能性が高まる。

　本稿では、全身疾患の部分症として頭蓋に現れる所見を主体に概説する。

血液疾患

　血液疾患は造血器の異常であり、血球成分や膠原線維の増加もしくは減少によって骨髄に変化をもたらす。また、それに伴って骨梁構造や骨皮質も変化する。

　またこれらでは血球成分や膠原線維の増加が局在する場合と、びまん性に存在する場合があることに加え、ホルモンやインターロイキンの影響が前景に立つ場合もある。腫瘍細胞が限局化する場合は、通常の転移性骨腫瘍のように溶骨性もしくは造骨性の腫瘤を形成する(多発性骨髄腫・形質細胞腫、悪性リンパ腫、Langerhans細胞組織球症や炎症性偽腫瘍など)。びまん性に存在する場合は、境界不明瞭な全体的な骨の異常(CTでの骨の粗造化やMRIでの異常信号など)として認めることも多く、かえって病変がわかりにくくなることも多い(白血病、骨髄増殖性疾患、骨髄異形成症候群[1](図1)、骨髄線維症、鎌状赤血球症[2](図2)、サラセミアやErdheim-Chester病[3](図3)など)。また、インターロイキン6(IL-6)産生型の多発性骨髄腫では局所の腫瘍性病変のみならず、全身性に骨粗鬆症の変化も加わるため、単一の画像モダリティの印象にとらわれず総合的に評価する必要がある。鎌状赤血球症では骨梗塞などの二次性の骨変化も目立つ[2]。

画像診断のポイント

　MRIにおける骨髄評価の基本は、骨髄中の「水成分、脂肪成分(と蛋白成分)の比率」から組織像を推定することにある。具体的には、注目する骨髄病変部に脂肪成分があれば炎症や骨折などの良性病変の可能性が高い。

　腫瘤を形成する血液疾患であれば、限局性の骨変化がありわかりやすいが(多発性骨髄腫における頭蓋骨の抜き打ち像[punched-out lesion]など)、もともとある骨髄成分の一部が増殖する血液疾患では、病変の局在は不明瞭となる。後者の場合は、腫瘍細胞増生による拡散強調像での高信号化や、骨髄脂肪の減少によるT1強調像で

表1 骨硬化

限局性（多中心性）	びまん性（骨髄）
腎性骨異栄養症	腎性骨異栄養症
POEMS症候群（Crow・深瀬症候群）	副甲状腺機能低下症
結節性硬化症	甲状腺機能低下症
Erdheim-Chester病	過リン酸血症
全身性肥満細胞症	特発性高カルシウム血症
サルコイドーシス	ビタミンD過剰症
骨斑紋症（osteopoikilosis）	先端巨大症
慢性骨髄炎（結核，真菌など）	骨Paget病
血管炎症候群（高安病など）	大理石骨病
鎌状赤血球症	Erdheim-Chester病
骨梗塞	全身性肥満細胞症
放射線治療後	濃化異骨症（pycnodysostosis）
骨島	フッ素沈着症
骨血管腫	鉛・ビスマス・リン中毒
線維性骨異形成症	薬剤性（抗てんかん薬など）
多発性骨髄腫（特発性，二次性）	Gaucher病
造骨性骨転移	鎌状赤血球症
	骨髄線維症（特発性，二次性）
	悪性リンパ腫（Hodgkinリンパ腫）
	造骨性骨転移

表2 骨塩量低下・溶骨

疾患カテゴリー	疾患
血液性	悪性リンパ腫・白血病，骨髄異形成症候群，鎌状赤血球症，サラセミア，マクログロブリン血症
内分泌性	①下垂体：成長ホルモン欠損症，機能低下症，Cushing病 ②甲状腺：甲状腺中毒症 ③副甲状腺：原発性副甲状腺機能亢進症，多発性内分泌腫瘍症，CDC73関連疾患 ④副腎：Cushing症候群 ⑤性腺：性腺機能低下症（Turner症候群など） ⑥腫瘍：腫瘍性骨軟化症（FGF23産生性），多発性骨髄腫（IL-6産生性）
栄養性	胃切除後，ビタミンD作用障害・くる病，神経性食思不振症，吸収不良症候群，ビタミンC欠乏症，ビタミンAまたはC過剰
薬剤性	ステロイド，抗てんかん薬，メトトレキサート，ワルファリン，アルコール多飲
不動性	全身性（安静臥床，廃用症候群），局所性（骨折後）
先天性	骨形成不全症，Marfan症候群，ホモシスチン尿症，McCune-Albright症候群，Gaucher病，低リン血症
その他	溶骨性骨転移，カドミウム中毒，アミロイドーシス，関節リウマチ，糖尿病，慢性腎疾患，肝疾患，肺疾患

の低信号化に注目する。

　血液疾患の多くは骨梁間型の増殖（骨梁破壊が目立たず，骨梁の間を埋め尽くすような増殖）をするため，CTで異常を指摘することは難しい場合が多い。むしろCTでびまん性の骨（塩量）の異常をみた場合には，広範な骨転移のほかに，ビタミンD，副甲状腺ホルモン（図4），副甲状腺ホルモン関連蛋白，線維芽細胞増殖因子23（FGF23）やIL-6過剰産生などホルモンや代謝因子の異常に関連した内分泌疾患を想起する必要がある。

　化学療法や放射線療法などにより，骨髄細胞（正常骨髄および腫瘍細胞）が減少すると，代償的に骨髄脂肪が増生するため，拡散強調像での高信号領域の消失と，T1強調像での高信号化を認める。寛解後の腫瘍再発もしくは，顆粒球コロニー刺激因子（granulocyte-colony stimulating factor；G-CSF）による正常骨髄の増生があると，

図1 骨髄異形成症候群（不応性貧血）

60歳代，男性。17年前から再生不良性貧血で加療中。4年前から徐々に血小板減少あり，輸血依存のため入院。

a：拡散強調像
斜台の一部が高信号化している（↑）。

b：T2強調像
同部は正常な骨髄組織よりも淡い低信号だが，不明瞭な所見である（↑）。

c：T1強調像
同部は正常骨髄より低信号を示す（↑）。

d：造影T1強調像
造影では均一な増強効果を認める（↑）。

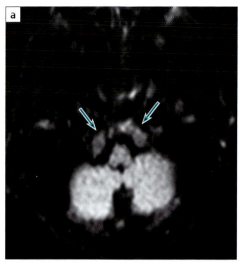
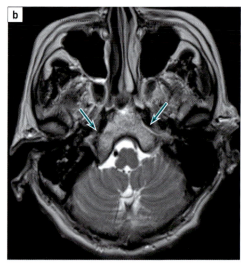
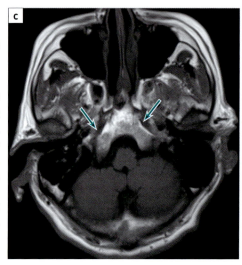
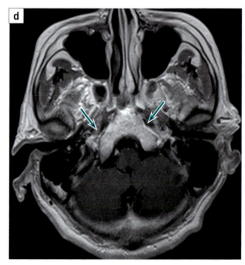

● 骨髄生検で骨髄異形成症候群と診断された。骨髄異形成症候群は，造血幹細胞の異常により赤血球，白血球および血小板の3系統の異常が複合している。進行すると急性骨髄性白血病へ移行する。約半数に染色体異常を認めるが，後天的であり原因は不明である。化学療法や放射線治療後に治療関連疾患として発症する場合もある。血液細胞の分化異常があり，無効造血による血球破壊も起こる。

再びT1強調像で骨髄は低信号化する。化学療法後に骨髄過形成が島状に多発することがあり，再発や新たな骨転移との鑑別を難しくしている[4]。

鑑別として，悪性腫瘍からの骨転移が最も重要である。腫瘍細胞の限局性増殖という本態は同一なので，多発性骨髄腫などの腫瘤形成性血液疾患との鑑別は困難である。担癌患者であれば骨転移の可能性が高まる。腎癌からの骨転移は富血管性であるなど，原発巣の性状をある程度保っていることに注目する。癌の頭蓋底への浸潤の場合は，上咽頭や副鼻腔などの原発巣から連続する病変を認める。線維性異形成では，すりガラス状の骨肥厚を認める。また，後述する神経性食思不振症では広範な頭部皮下脂肪の減少を認める。唾液腺の非炎症性腫脹もある。

診断のPoint

代謝疾患

診断のPoint

代謝疾患の頭蓋病変は，骨代謝の異常として現れることが多い（**表1，2**）。

一般的に，骨粗鬆症は骨基質（類骨）と石灰化骨（＝骨塩量）をともに失って骨強度が低下するのに対し，骨軟化症では類骨比率が増加した質的異常を伴う石灰化障害（石灰化骨の量的低下）が起きている。本稿では原発性副甲状腺機能亢進症（**図4**）につ

図2 鎌状赤血球症

20歳代，女性。バーレーン人。濃厚な家族歴あり，4歳で鎌状赤血球症と診断。今回は右上下肢の疼痛発作で入院。

a：頭部骨条件CT
骨硬化を伴った，びまん性の頭蓋骨肥厚がある。

b：骨盤部骨条件CT
仙骨を含め，骨盤骨にも不均一な骨硬化を認める(↑)。

c：腹部造影CT
肝脾腫が顕著である(↑)。

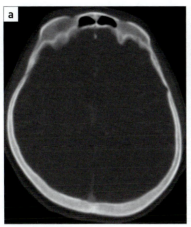
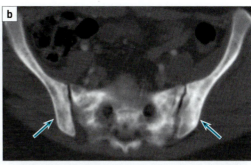
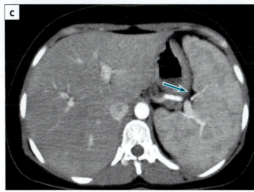

● 鎌状赤血球症はマラリア感染地域のアフリカ系人種に多く，ヘモグロビンSのホモ接合型に起因する慢性溶血性貧血である。ヘテロ接合型でも低酸素状態では有症状となる。臓器虚血による急性増悪（クリーゼ）を繰り返し，感染症，骨髄無形成や肺病変（急性胸部症候群）を起こす。画像では骨梗塞（特に大腿骨頭と上腕骨頭）や頭蓋骨の骨髄過形成を認める。骨髄炎などの感染症を伴うことも多い。骨病変以外には心肥大，肺梗塞，胆嚢内結石，肝脾腫，脾梗塞や腎乳頭壊死を伴う。

図3 Erdheim–Chester病

40歳代，女性。最近，右上肢しびれや右背部の痛みを感じる。右乳腺黄色肉芽腫切除後。

a：拡散強調像
斜台に軽度であるが高信号を認める(↑)。

b：FLAIR冠状断像
頭蓋骨の板間層に不均一な低信号域が広がっている(↑)。本症例ではErdheim–Chester病に好発する脳幹病変はない(▲)。

c：右膝単純X線写真
大腿骨遠位および脛骨近位の骨幹端から骨端部が，淡いながらもびまん性に骨硬化を示している(↑)。

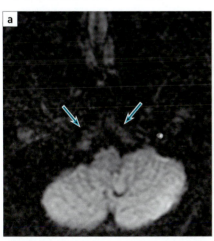
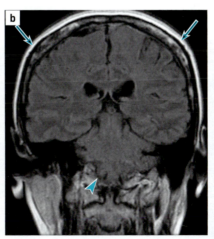
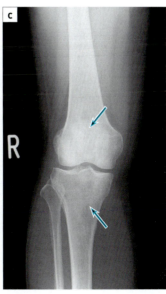

● Erdheim–Chester病はかつてlipogranulomatosisとよばれており，全身組織にnon-Langerhans細胞のxanthogranulomatous histiocyteが浸潤し，線維化によって臓器障害をきたす疾患である。平均50歳代で発症するが，小児例もある。肺線維症や心不全で予後は5カ月～10年となる。まず筋骨格系を侵し，全例で下肢骨の左右対称的な骨硬化を認める。骨外病変が出現するまで無症状であり，中枢神経病変は20％に認める。

図4 原発性副甲状腺機能亢進症

30歳代，女性。
a：拡散強調像
頭蓋骨の骨髄信号がびまん性に淡く高信号化している（↑）。
b：骨条件CT
頭蓋骨にやや不均一ながら全体的な骨吸収（低吸収値化）を認める（↑）。
c：頸部造影CT冠状断像
副甲状腺は4腺とも腫大している（↑）。

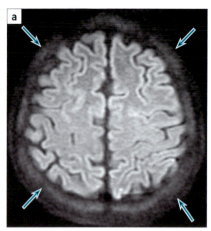
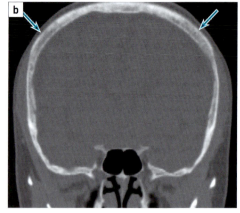
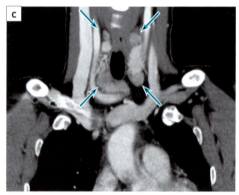

いて述べる。

　原発性副甲状腺機能亢進症は通常，閉経後の女性に多く，続発性骨粗鬆症や尿路結石で見つかる。原因の80％は副甲状腺腫であり，20％は4腺腫大する副甲状腺過形成，残りの少数に副甲状腺癌や多発性内分泌腫瘍症などの家族性疾患をもつ。CDC 73（cell division cycle protein 73 homolog）関連疾患には，副甲状腺機能亢進症-顎腫瘍症候群，副甲状腺癌と家族性単独副甲状腺機能亢進症があり，思春期後半～早期成人に好発する。顎腫瘍は骨化性線維腫である。約20％に嚢胞，過誤腫やWilms腫瘍などの腎病変も合併する。なお，原発性副甲状腺機能亢進症に伴う褐色腫も下顎骨に好発するため，鑑別の対象に含めなければならない。

画像診断のポイント

画像の特徴

　副甲状腺機能亢進症では副甲状腺ホルモン作用の骨吸収促進，腎カルシウム再吸収亢進，リン排泄促進，および活性型ビタミンD合成促進が画像に影響する。異化作用は骨膜下優位の溶骨像として現れ，骨皮質内のHavers管のトンネル様拡張，頭蓋骨の粒状脱灰（salt-and-pepper）や多血性の褐色腫を認める[5]。同化作用としての骨硬化像は，脊椎ではラガージャージ（rugger-jersey）様となる。軟骨石灰化症や，肺間質や血管壁などの軟部組織石灰化も認める。MRIでの骨髄異常信号は骨吸収を代償する線維組織置換によるものと考えられ，T1強調像で低信号かつ拡散強調像で高信号を示す。進行すると磁化率強調像で低信号なヘモジデリン沈着を伴った褐色腫に至る。

　骨粗鬆症ないし骨軟化症の鑑別は多岐にわたるため，疾患カテゴリーを念頭に，合致する所見や合わない点を，ひとつひとつ丹念に探さなければならない。

図5 抗てんかん薬長期投与による頭蓋骨肥厚

50歳代，男性．小学生のとき側頭葉てんかんを発症．以降，抗てんかん薬により治療継続中．

a：単純CT
びまん性の頭蓋骨肥厚（↑）のみならず，顕著な小脳萎縮（▲）も認める．

b：骨条件CT
びまん性の骨硬化はあるが，副鼻腔や乳突蜂巣の含気は良好に保たれている．

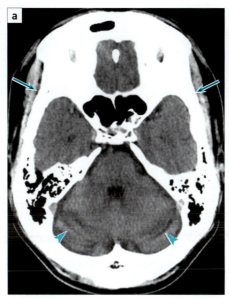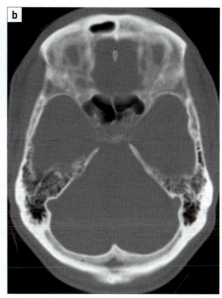

頭蓋病変を認めるその他の疾患

骨代謝の異常として画像でとらえられる疾患には，血液疾患や代謝疾患のほかに，薬剤性中毒性疾患や全身状態の変化が挙がる（表1，2）．全身状態の変化としては悪液質などの担癌患者のほかに，生活習慣にかかわる摂食障害が代表的である．

薬剤性として代表的なものは，抗てんかん薬による頭蓋の変化である（図5）．フェニトインなどの抗てんかん薬の長期服用により，トランスフォーミング増殖因子-β_1（transforming growth factor-β_1；TGF-β_1）や，骨形成蛋白質（bone morphogenetic protein；BMP）の上方調節を介して，骨芽細胞の増殖をきたす．

鉛やビスマスなどの金属中毒でも頭蓋に変化を認める．

摂食障害には神経性食思不振症（anorexia nervosa，図6）と神経性過食症（bulimia nervosa）がある．厚生労働省研究班の診断基準では，①標準体重の-20％以上のやせ，②不食，大食などの食行動の異常，③体重，体型についてのゆがんだ意識，④30歳以下の発症年齢，⑤女性ならば無月経，⑥やせの原因となる器質的疾患がない場合に神経性食思不振症と診断される．ただし，病態には心理社会的な要因が複雑に絡み合っている．95％が女性であり，若年女性の0.4～1％程度の有病率とされる．ただし，思春期や女性に限定した疾患ではない．

臨床症状は上記診断基準のほか，行動異常（薬物乱用や自傷行為），神経心理学的な注意力，視空間認知能や記憶力の低下も認める．

画像診断のポイント

抗てんかん薬の長期服用により，びまん性の頭蓋骨肥厚を認めるのに加えて，小脳萎縮も特徴的である．フェニトイン長期服用患者の30％に小脳萎縮を認める．

鉛やビスマスなどの金属中毒でも頭蓋骨にびまん性の骨硬化を認める．小児の鉛中毒では眼瞼縁に沿った金属沈着が頭部X線正面像で描出されることがある．また，

図6 神経性食思不振症

40歳代，女性。触診で耳下腺腫大を指摘された。

a：拡散強調像
骨髄（▲）や両側耳下腺（↑）が高信号を示す。

b；T2強調像（上顎レベル）
両側耳下腺の腫脹はあるが，高信号化は目立たない（↑）。

c：T1強調像（下顎レベル）
皮膚などの軟部組織の脂肪が著しく減少しており，腫脹した顎下腺（↑）や舌下腺（▲）が相対的に高信号を呈している。

d：T1強調像（眼窩レベル）
眼窩ではやや眼球後方陥凹があり，眼窩内脂肪の相対的な高信号が目立つ（↑）。斜台の骨髄脂肪も減少してはいるが，比較的保たれて見える（▲）。

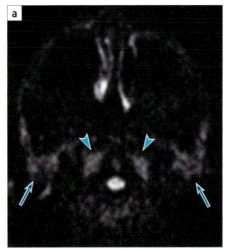
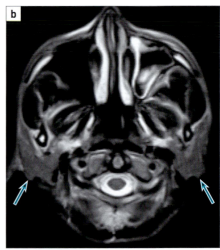
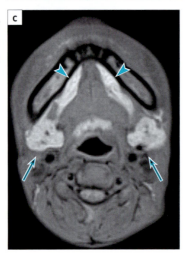
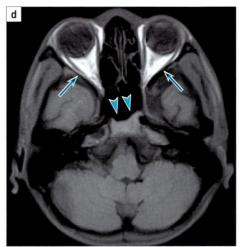

画像の特徴

慢性鉛中毒では，副甲状腺機能低下症のような脳石灰化症を基底核，大脳皮質下白質や小脳白質などに認めることもある。この病理機序には微小血管障害が想定されている。

神経性食思不振症の画像的な特徴として，①脂肪髄や皮下脂肪の減少[5]，②眼球後方陥凹（球後脂肪組織減少）や，③唾液腺の非炎症性腫脹，などがある。通常のT1強調像を撮像しても，あたかも脂肪抑制を加えたかのような画像が得られるのが特徴である。脂肪組織の減少については，体重減少や貧血の悪化に伴ってT1強調像での高信号域消失が脂肪髄，皮下脂肪および眼窩内脂肪の順に顕在化する。ただし，斜台の骨髄脂肪は重症であっても比較的保たれる傾向にある。また，眼窩内脂肪が，闇夜に浮かぶ街灯のようにポッカリ残っているのは印象的である。球後脂肪組織減少があると，眼球後方陥凹が目立つようになる。唾液腺腫脹の感度は低いが，特異度が高い。

また，脳実質についてはpseudoatrophyを認め，体重増加に従って回復する。下垂体でも同様なpseudoatrophyの経過を認めることがある。さらに，重度の栄養障害がある場合には，Marchiafava-Bignami病やWernicke脳症の画像所見を呈する。

鑑別として，血液疾患における頭蓋骨変化では皮下脂肪の減少は伴わない。悪性

腫瘍からの骨転移では，原病に伴う悪液質がある場合は皮下脂肪の減少も認め，全体的な印象が類似する。また，癌の頭蓋底への浸潤では，上咽頭や副鼻腔など近接する部位に原発巣を認める。

おわりに

- 検査は「のぞき窓」にすぎない。
- 頭蓋病変として現れる全身疾患には，血液性，内分泌性，栄養性，薬剤性，不動性，先天性やその他，多岐の疾患カテゴリーが含まれる。
- MRIにおける骨髄評価の基本は，骨髄中の「水成分，脂肪成分（と蛋白成分）の比率」から組織像を推定することにある。
- 頭蓋骨に骨硬化，溶骨や骨髄信号変化を認めた場合は，頭皮や眼窩の脂肪成分，唾液腺の性状などにも注目する。

文献

1) Kusumoto S, et al：Bone marrow patterns in patients with aplastic anaemia and myelodysplastic syndrome：observations with magnetic resonance imaging. Eur J Haematol, 59：155-161, 1997.
2) Saito N, et al：Clinical and radiologic manifestations of sickle cell disease in the head and neck. Radiographics, 30：1021-1034, 2010.
3) Kenn W, et al：Erdheim-Chester disease：a case report and literature overview. Eur Radiol, 9：153-158, 1999.
4) Shigematsu Y, et al：Distinguishing imaging features between spinal hyperplastic hematopoietic bone marrow and bone metastasis. AJNR Am J Neuroradiol, 35：2013-2020, 2014.
5) Chang CY, et al：Imaging findings of metabolic bone disease. Radiographics, 36：1871-1887, 2016.
6) Kuwashima S, et al：Magnetic resonance imaging of clival marrow in patients with anorexia nervosa. Acta Paediatr Jpn, 38：114-117, 1996.

Chapter VII 頭蓋と近傍の炎症性疾患

外山芳弘

頭蓋とその近傍はいわゆる境界領域である。頭蓋底は脳神経外科，眼窩は眼科，鼻副鼻腔は耳鼻咽喉科，顔面骨は形成外科，頭蓋頸椎移行部は整形外科と，さまざまな診療科が関与し，施設によって扱う診療科が異なる場合もある。一方，画像診断に関しては（得手か苦手かどうかは別として），どの部位であっても，それを担うのは放射線科医である。炎症性疾患の場合，診断が早ければ抗菌薬などの治療で軽快する場合もあり，迅速な診断が必要である。本稿では，頭蓋と近傍領域における代表的な炎症性疾患について画像所見を中心に解説する。

頭蓋骨髄炎

■ 概要

頭蓋骨髄炎は頭蓋骨に発生する骨髄炎であり，まれな重症感染症である。大半は続発性発症で，内因性（副鼻腔炎や耳感染症など）と，外因性（頭部外傷，開頭手術後合併症など）があり，これらの領域の感染の有無や既往歴は診断上の重要な因子である[1]。内因性の重症例として，悪性外耳道炎に続発する頭蓋底骨髄炎はよく知られており，糖尿病をもつ高齢者や免疫不全患者に好発するが，免疫不全状態でない若年者にも起こりうる。緑膿菌は悪性外耳道炎の主たる起炎菌であり，頭蓋底骨髄炎の原因としても約半数を占める[1]。外耳道粘膜感染巣からSantorini裂溝（外耳道外層の軟骨巣にある線維性裂溝）を介し，鼓室乳突縫合に進展することで発症する。一方，外因性症例の感染経路には皮膚汚染から板間静脈を介した経路や，術中に開放された副鼻腔からの経路などがある。

■ 臨床的特徴

初期には頭痛や耳漏，鼻漏など非特異的症状のため，診断までに数週～数カ月を要する場合も少なくない。進行例では耐えがたい深部疼痛，脳神経症状（特に顔面神経や迷走神経麻痺）を認める。血液検査では血沈上昇を認めるが，その他の炎症所見は陰性であることも多い[2]。

■ 画像診断

CTでは骨髄内の軟部陰影や硬化像を認め，進行すると骨破壊を認める（図1，2）。骨破壊像は進行例としての進展度評価には有用であるが，治療後の正常化がまれであり，治療効果判定には適さないとされる[2]。MRIでは病巣部骨髄に信号変化（T1強

図1　頭蓋底骨髄炎（蝶形骨洞真菌症）

80歳代，女性。1カ月前より咽頭痛，37.5℃前後の発熱，倦怠感あり。
a：脂肪抑制造影T1強調矢状断像，
b：骨条件CT矢状断像，c：脂肪抑制造影T1強調像

蝶形骨洞から篩骨洞に進展する低信号陰影を認め，真菌塊と考えられる（aの＊）。洞粘膜は著明に肥厚し，洞壁は硬化性に肥厚（bの↑），前壁や斜台に骨破壊を認める（bの▲，⇧）。斜台骨髄内に増強像（aの↑），斜台周囲に厚い軟部組織増生を認める（cの↑）。

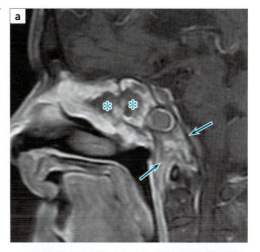

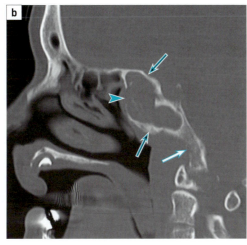

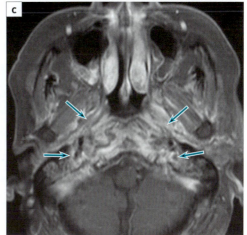

図2　頭蓋骨髄炎

60歳代，女性。左頭頂葉皮質下出血の手術既往あり。頭部外傷後に皮膚面より排膿持続。
a：骨条件CT
頭蓋形成術骨片は硬化性変化をきたしている（↑）。
b：T1強調矢状断像
髄内の脂肪陰影が消失し，低〜中等度信号の病巣が確認できる（↑）。骨弁感染と診断し，摘出術が施行された。

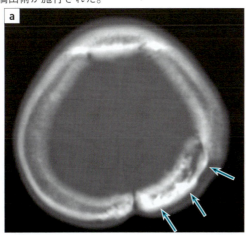

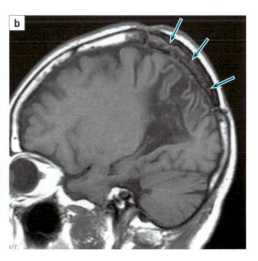

調像で低信号，T2強調像で高信号，造影後の異常増強像）を認める。頭蓋底骨髄炎では拡散強調像における，ADC値がリンパ腫や上咽頭癌と比較して有意に高い（$1.26\pm0.19\times10^{-3}$ mm²/秒）とされている[3]。術後合併症として発生する頭蓋骨髄炎はしばしば皮下膿瘍，硬膜外膿瘍，硬膜下膿瘍を伴うが，必ずしも拡散強調像にて高信号を示さない[4]。FDG-PET，骨シンチグラフィ，ガリウムシンチグラフィなどの核医学検査は，CTでの異常所見に先行して異常集積を認め，特に骨シンチグラフィ（⁹⁹mTc-MDP/HMDP）ではほぼ全例で陽性となる。

治療

急性骨髄炎は適切な抗菌薬の投与で治療可能であるが，重症化すると難治性となり，外科的治療が必要となる。頭蓋底骨髄炎では原因の多くを占める緑膿菌に感受性のある抗菌薬の使用が勧められている。外科的介入は悪性腫瘍否定のための診断補助の役割が主体で，真菌感染や長期化病巣，脳神経症状が出現した場合などでは根治的デブリドマンを勧める報告もある[1]。

急性浸潤性真菌性鼻副鼻腔炎

概要

副鼻腔真菌症は，血管浸潤や骨破壊を生じる"浸潤性"と，限局した病巣を呈する"非浸潤性"に分類される。さらに浸潤性真菌症は，急性浸潤性真菌症と慢性浸潤性真菌症に，非浸潤性真菌症は，菌腫症とアレルギー性真菌症に分けられる。起炎菌はアスペルギルスが最も多く，ムコールが次ぐ[5]。空気中の胞子を吸入することにより感染するが，浸潤性となる機序は不明で，粘膜防御機構の弱体化が関連しているとされ，免疫不全や糖尿病患者などにおける日和見感染症として重要である。

臨床的特徴

浸潤部位に応じてさまざまな臨床症状を呈するが，眼窩尖部に進展すると，急激に進行する視力障害をきたす。ムコール症では黒色の分泌物や鼻粘膜病変が認められる。確定診断は培養および組織標本で行われるが，血液生化学検査によるアスペルギルスガラクトマンナン抗原やβ-D-グルカンの測定，画像診断は重要な情報となる。

画像所見

上顎洞，篩骨洞に好発する。CTでは石灰化を有する中等度から高吸収の軟部陰影で，不均一な増強効果をもつ（図3a）。石灰化は細菌性副鼻腔炎ではまれであり，本症に比較的特徴的所見である。しばしば周囲の骨破壊を認めるが，骨破壊がなくとも血管浸潤を介して進展するため，洞壁に接した領域の脂肪濃度混濁は浸潤を疑う重要な所見である。MRIのT1強調像では低～高信号とさまざまであるが，T2強調像では著明な低信号であることが特徴である（図3c，4a）。これは真菌凝固物内に存在する強磁性体物質（硫酸マグネシウム，リン酸マグネシウム，石灰化，マンガンなど）に起因するとされている[6]。造影後には増強効果を認める（図3d）。頭蓋内進展例では髄膜炎，脳膿瘍，内頸動脈や脳底動脈の狭窄や閉塞（図4）が起こりうる。また真菌が産生するエラスターゼによって動脈壁が脆弱化し，内弾性板に壊死が生じると動脈瘤が形成され，

図3 急性浸潤性真菌症（アスペルギルス症）

60歳代，男性。左眼瞼下垂を自覚し，その後2カ月の間に両側の視力低下が進行し，全身痙攣をきたした。

a：単純CT
蝶形骨洞に軟部濃度陰影（＊）が充満し，蝶形骨洞左壁に骨破壊を認め，左眼窩尖部にも軟部影が進展している（↑）。
b：T1強調像,
c：T2強調像,
d：造影T1強調像
両側眼窩尖部，海綿静脈洞に軟部影が認められ（b～dの↑），T2強調像で著明な低信号を呈している（cの↑）。

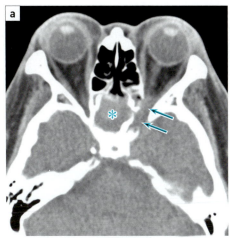
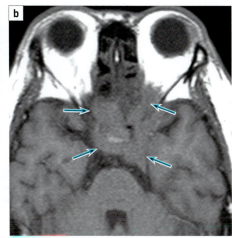
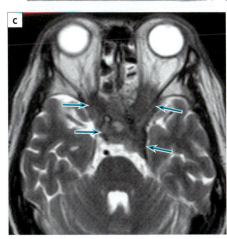
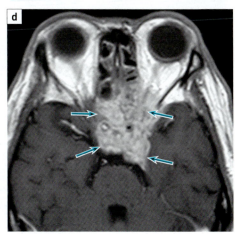

図4 右内頸動脈浸潤を伴った急性浸潤性真菌症（アスペルギルス症）

60歳代，女性。骨盤内悪性リンパ腫にて化学療法中，右眼の急速な視力低下をきたした。

a：T2強調冠状断像
右海綿静脈洞に低信号腫瘤（↑）が認められ，右内頸動脈の海綿静脈洞部のflow voidが消失している（⇑は正常側左内頸動脈のflow void）。
b：MR angiography
右内頸動脈の信号は欠損している。

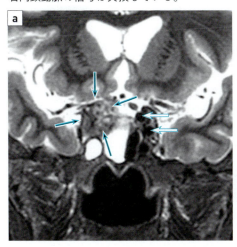
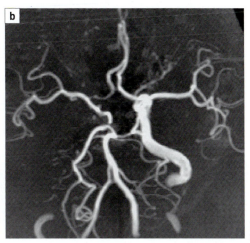

（島根大学 放射線科
勝部 敬先生のご厚意による症例）

破綻により致死的となりうる脳内出血やくも膜下出血が発生する。血管浸潤に伴う脳血管障害の発生は数日〜数週単位で進行するため迅速な治療が必要となる[7]。

治療

標準的治療は広範囲デブリドマンと抗真菌薬の全身および局所投与であるが，眼窩尖部や海綿静脈洞浸潤例では外科的治療が困難で，予後はきわめて不良であることから，早期診断，早期治療が望まれる。

粘液瘤（mucocele）

概要

粘液瘤（別名，粘液嚢胞）は，粘液や剥離上皮の貯留した嚢胞性病変である。副鼻腔自然口が閉鎖することで発生し，局所の炎症，アレルギー，外傷，腫瘍，外科的処置など，複数の因子が関与する。男女差はなく，いずれの年齢にも発生する。前頭洞に最も多く（60〜89％），次いで篩骨洞（8〜30％），上顎洞（5〜10％），蝶形骨洞（1％）の順である[8,9]。副鼻腔手術後発生例では，症候性になるまでに10年以上経過していることが多い。

臨床的特徴

病巣が小さく，感染のない場合には無症状であるが，増大するに従い，近接する構造を圧迫して症候性となる。前頭洞や篩骨洞前部の発生例では，眼瞼腫脹や眼球突出などが，篩骨洞後部，蝶形骨洞発生例では視力障害，視野欠損などが認められる。本症の診断は既往歴，理学的所見，画像診断によってなされる。特に画像診断は病巣進展の評価や腫瘍との鑑別に必要となる。

画像診断

CT，MRIでは洞内や蜂巣内を占拠する嚢胞陰影として認められる（図5）。初期病巣は内容液の蛋白濃度が低く，CTで低吸収，MRIのT1強調像で低信号，T2強調像で高信号である。時期が進み，高蛋白濃度となるとCTで高吸収，T1強調像で高信号，T2強調像で低信号を呈してくる。またサイズの増大に伴い，CTで骨壁の膨張性変化や圧排性侵食像が認められる[8]。眼窩壁や頭蓋底の骨欠損をきたすと隣接組織や硬膜の癒着が発生する。壁肥厚と壁の増強効果を認める場合は感染病巣（pyocele），不整骨破壊や壁在結節を認める場合は腫瘍に伴う二次性粘液瘤を疑う（図6）。

治療

外科的治療が基本で，感染合併例では抗菌薬なども併用される。通常，内視鏡による嚢胞内容開放術が施行されるが，頭蓋内進展例では開頭術が必要となる。視神経障害例では，手術までの期間が短いほど予後がよいため，速やかな診断・治療が望まれる。

図5 粘液瘤
70歳代，男性．左前額部知覚低下あり．
a：単純CT
左前頭洞を充満する不均一高吸収陰影（＊）を認め，後壁から頭蓋内へ膨隆している（↑）．
b：T1強調像，c：T2強調像
T1，T2強調像とも軽度高信号で内容液の蛋白濃度が高いことを示している．

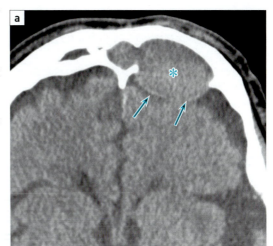
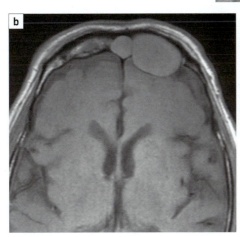
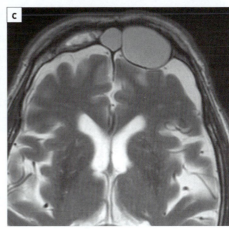

図6 上顎癌
60歳代，女性．髄膜炎の治療中，頭部CTにて左上顎洞に異常陰影を指摘された．
a：造影T1強調像
左上顎洞に嚢胞状腫瘤が認められ，背側には不整な壁肥厚を認める（↑）．
b：骨条件CT
腫瘍に接する蝶形骨翼状突起に不整な骨破壊像を認める（↑）．

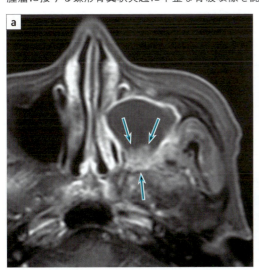
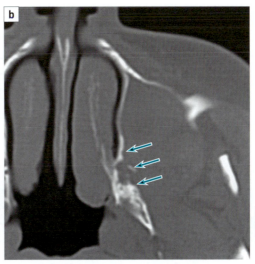

（外山芳弘：炎症性病変の画像診断：悪性病変との鑑別を中心に：頭頸部領域．臨床画像，34：770-777，2018．より転載）

図7　弛緩部真珠腫
60歳代，男性。左耳痛あり。小児期から右中耳炎を繰り返していた。
a：左側頭骨CT
上鼓室から乳突洞にかけて骨破壊を伴う軟部影（＊）を認める。内方で外側半規管部骨壁を破壊している（↑）。
b：拡散強調像
骨破壊を伴う軟部影は拡散強調像にて高信号を呈している（＊）。

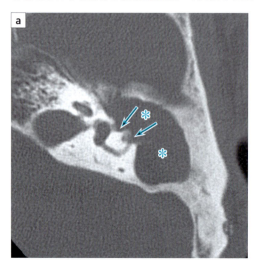
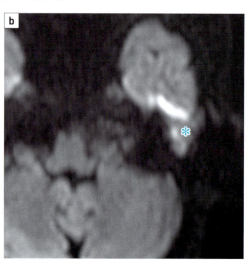

真珠腫（cholesteatoma）と耳性頭蓋内合併症

概要

　真珠腫は角化重層扁平上皮である母膜と，剥離上皮の堆積により形成される病態であり，真珠様の白色調を呈するためにこの名称がある。先天性真珠腫と後天性真珠腫に分類され，後天性真珠腫が全体の95〜98％を占め，その大半は弛緩部真珠腫である。進行例では髄膜炎，脳膿瘍，硬膜下膿瘍，静脈洞炎などの重篤な合併症（耳性頭蓋内合併症）が発生する。通常，骨破壊部から直接感染する場合が多いが，内耳道を経由して感染する場合や血行性感染などもある。

臨床的特徴

　難聴，耳漏などが代表的症状であるが，初診時に髄膜刺激症状，脳圧亢進症状，巣症状，小脳失調などを認め，すでに頭蓋内合併症をきたしている場合もある。

画像所見

　CTにて中等度の吸収値の陰影として描出され，耳小骨や骨壁に破壊性変化をきたす（図7）。MRIのT1，T2強調像では低〜高信号陰影とさまざまであり，内部に増強効果は認めないが，拡散強調像では高信号となり，特徴的所見とされる[10]。天蓋部やS状静脈洞壁に破壊性変化を伴う場合は，造影MRIにて頭蓋内合併症の評価が必要で，髄膜炎では髄膜の肥厚所見，硬膜下膿瘍や脳膿瘍では被膜の増強効果を伴う液体貯留が認められる（図8）。膿瘍内部は拡散強調像で高信号として認められ，診断に有用である。

図8 耳性頭蓋内合併症（髄膜炎，硬膜下膿瘍，脳膿瘍）

50歳代，男性。38℃台の発熱，ふらつき，繰り返す嘔吐あり。

a：単純CT
左乳突蜂巣に軟部影（＊）が充満し，S状静脈洞壁に破壊性変化を認める（↑）。

b：造影T1強調像，c：拡散強調像
左側頭葉や小脳テント〜大脳鎌に沿った領域（bの＊）に，T1強調像で被膜の増強効果を伴う液体貯留を認め，内部は拡散強調像で高信号（cの＊）であり，膿瘍と診断できる。

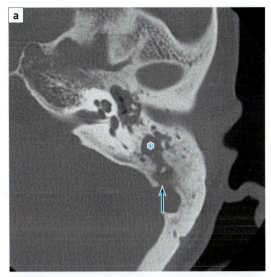
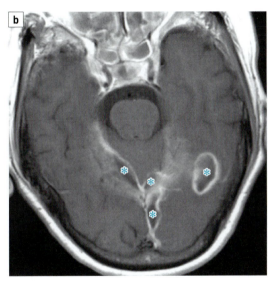
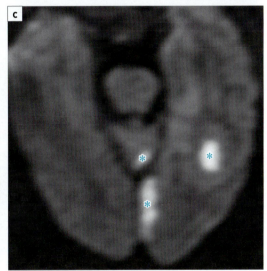

治療

真珠腫は外科的処置（乳突削開術，鼓室形成術など）が基本である。頭蓋内合併症に関しては保存的治療（抗菌薬）を併用するが，合併症による症状が強く，予後を左右すると判断される場合には外科的処置を行う。

コレステリン肉芽腫（cholesterol granuloma）

概要

赤血球などの崩壊産物（コレステリン結晶）に対する異物反応として生じる肉芽腫である。中耳炎や真珠腫などの慢性中耳疾患に伴って生じる。発生機序は不明であるが，閉鎖性真空説（含気腔が閉鎖腔となり，ガス吸収により陰圧化し，粘膜充血から出血をきたす）や，骨髄暴露説（肥厚粘膜が骨浸食をきたし，骨髄から出血する）などがある[11]。鼓室，乳突洞，乳突蜂巣，錐体尖部に好発するが，眼窩や副鼻腔，その他，頭頸部以外（肺，縦隔，腹腔内，肝など）にも生じる。

図9 コレステリン肉芽腫

50歳代,女性。20年前より左聴力低下あり。2週間前より複視を自覚。

a:単純CT
左錐体尖部に腫瘤影があり,圧排性骨破壊を伴っている(↑)。内部に高濃度領域(*)を認める。

b:T1強調像,c:T2強調像
T1強調像で均一な高信号(bの↑),T2強調像では低信号領域が混在する不均一高信号(cの↑)であり,出血性変化を反映する所見である。

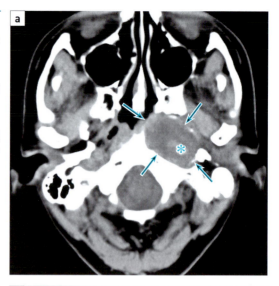

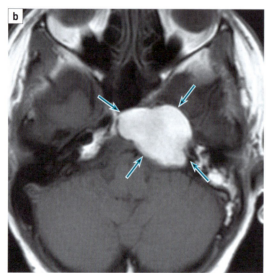

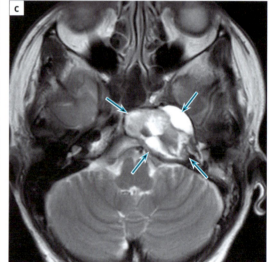

臨床的特徴

耳閉塞感,伝音性難聴,顔面神経麻痺などが認められる。鼓室発生例では青色鼓膜を呈する。進行は慢性的で十数年にわたって増大することもある。中耳病変は繰り返す炎症に続発していることが多く,周辺の含気は消失しているが,錐体尖病変は感染の既往が乏しいことが多く,周囲の含気は保たれている。

画像診断

CTでは中等度の吸収値の陰影で,増大すると膨張性発育による骨壁の菲薄化や圧迫性骨侵食をきたす(図9a)。MRIではT1強調像で高信号(出血性変化,主にメトヘモグロビン沈着を反映),T2強調像で低～高信号陰影が混在する(図9b,c)。鑑別診断には真珠腫(T1強調像で等信号,拡散強調像で高信号),傍神経節腫(flow voidや強い造影増強効果あり)などがある。

治療

無症状の場合は経過観察となるが，症候性の場合は，外科的治療の対象となる。壁構造を含め，内容物の摘出，開放術を行う。近年，CTガイド下の穿刺吸引とゼルフォルム充填による治療例の報告がある[12]。

おわりに

頭蓋とその近傍は診療の"no man's land(中間地帯)"とも称される。画像診断医はすべての領域を守備範囲としているが，やはりこの領域の診断が苦手な人も多いのではないかと思われる。さまざまな診療科が混在するこの領域において，自らの苦手意識を克服し，"no man's land(守備の死角)"を狭くする努力をしていただきたい。

文献

1) Ridder GJ, et al：Central skull base osteomyelitis：new insights and implications for diagnosis and treatment. Eur Arch Otorhinolaryngol, 272：1269-1276, 2015.
2) Ganhewa AD, et al：A diagnostic dilemma of central skull base osteomyelitis mimicking neoplasia in a diabetic patient. BMJ Case Rep, 2013 Jan 25.[published online]
3) Ozgen B, et al：Diffusion MR imaging features of skull base osteomyelitis compared with skull base malignancy. AJNR Am J Neuroradiol, 32：179-184, 2011.
4) Tsuchiya K, et al：Diffusion-weighted MRI of subdural and epidural empyemas. Neuroradiology, 45：220-223, 2003.
5) Arndt S, et al：Rhino-orbital-cerebral mucormycosis and aspergillosis：differential diagnosis and treatment. Eur Arch Otorhinolaryngol, 266：71-76, 2009.
6) Siddiqui AA, et al：Diagnostic MR imaging features of craniocerebral Aspergillosis of sino-nasal origin in immunocompetent patients. Acta Neurochir(Wien), 148：155-166, 2006.
7) 杉山 拓ほか：眼窩先端部症候群で発症し内頚動脈浸潤した副鼻腔真菌症の3症例. 脳神経外科, 39：155-161, 2011.
8) Michel MA：Mucocele, sinonasal. Diagnostic Imaging Head and Neck, Harnsberger HR, et al, eds. Amirsys, Solt Lake City, 2004, p256-259.
9) Aggarwal SK, et al：Frontal sinus mucocele with orbital complications：Management by varied surgical approaches. Asian J Neurosurg, 7：135-140, 2012.
10) 小玉隆男：弛緩部(上鼓室)型真珠腫. まるわかり頭頸部領域の画像診断, 豊田圭子編・著. 学研メディカル秀潤社, 2015, p52-55.
11) Branstetter BF：Cholesterol granuloma, temporal bone. Diagnostic Imaging Head and Neck, Harnsberger HR, et al, eds. Amirsys, Solt Lake City, 2004, p270-273.
12) Lee TC, et al：Image-guided percutaneous aspiration and gelfoam treatment of petrous apex cholesterol granuloma：a new theory and method for diagnosis and treatment. J Neurol Surg B Skull Base, 74：342-346, 2013.

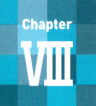

頭蓋内圧亢進に伴う頭蓋の変化

前田正幸

頭蓋内圧亢進とは

概念

頭蓋内腔は，脳組織，脳脊髄液，脳血管床で占められており，それらの圧力の総和が頭蓋内圧である。正常の頭蓋内圧は仰臥位で60～180mmH₂Oに保たれている。それ以上の値が持続することは異常であり，これを頭蓋内圧亢進という。

症候

頭蓋内圧亢進の重要な三症候は頭痛，悪心・嘔吐，うっ血乳頭である。頭蓋内圧亢進状態を見落とすと，脳ヘルニアをきたして死に至る危険があるため，早期に正しい診断をすることが重要である。

原因疾患

頭蓋内圧亢進の原因疾患としては，頭蓋内血腫，脳腫瘍，脳虚血に伴う浮腫，髄液の通過障害による急性水頭症，脳静脈洞血栓症，特発性頭蓋内圧亢進症，狭頭症などが挙げられる。

頭蓋内圧亢進の画像所見

CTとMRIが広く普及し，その有用性が十分に認識されている現在では，頭蓋内圧亢進の疑いのある患者に単純X線写真を撮影することはあまりない。むしろ，単純X線写真をスキップして，頭蓋内圧亢進の直接の原因を知るためにCTやMRIが撮影されることが普通である。実際，単純X線写真は頭蓋内圧亢進に伴う骨の変化という間接所見を見ているにすぎない。

本稿では，まず頭蓋内圧亢進の際に見られることの多い典型的な単純X線写真の所見を中心に解説する。また，CTとMRIでの所見についても適宜言及する。

縫合離開

頭蓋内圧亢進による縫合離開は14歳までに見られる，頭蓋内圧亢進における最も多い単純X線写真所見である。<u>縫合離開は冠状縫合，矢状縫合によく起こる</u>（図1）。高度のときは人字縫合にも及ぶ（図1）。6カ月までは正常でも縫合の幅が広い。大泉門の膨隆を伴う縫合離開で初めて意味がある（図2）。また，3～4歳までの冠状縫合の離開はそれのみでは意味がつけ難い。これ以上の年齢では2 mm以上の開大は病的である。通常14歳以下では頭蓋内圧亢進は頭蓋骨の発育と縫合離開で代償されるの

図1　小脳pilocytic astrocytomaによる頭蓋内圧亢進
2歳，男児。
a：単純X線側面像
冠状縫合(↑)と人字縫合(▲)に離開を認める。
b：単純X線正面像
矢状縫合(⇑)，冠状縫合(↑)，人字縫合(▲)に離開を認める。

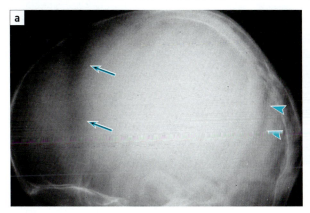
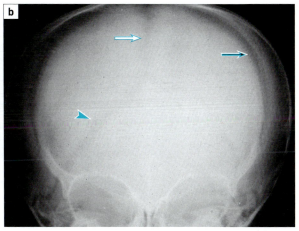

（埼玉医科大学総合医療センター 放射線科　土屋一洋先生のご厚意による）

で，トルコ鞍や頭蓋底の骨変化は軽度である。もし，トルコ鞍に変化があれば，第三脳室の拡張やトルコ鞍近傍病変による直接の圧迫を考慮する。

指圧痕

指圧痕は脳回陥凹陰影ともいわれる。大脳皮質の脳回の膨らみに対応して，頭蓋の内面が圧迫されて脱灰を起こし，指で押したように骨が薄くなる状態を指す。指圧痕は頭蓋内圧亢進症状の1つとして出現するが，正常者でも，脳が急速に発育する時期の小児に生じることがある。1～2歳ごろに始まり，4～8歳ごろに最もよく見られる。主として頭頂部，後頭部で顕著で，単純X線写真で確認できる(図3)。その後，次第に減少する。しかし，骨の薄い人(特に女性)では成人後にも残ることがある。頭蓋内圧亢進では，どの程度から病的とするかの判断は難しいことが多い。指圧痕を頭蓋内圧亢進と結び付ける場合には，縫合離開やトルコ鞍拡大，鞍背の脱灰などの所見と併せて考えるのが確実である(図4)。

トルコ鞍の変化

成人では頭蓋内圧亢進に伴い，トルコ鞍の変化がみられることがある。鞍背の骨皮質は鞍底のそれよりも薄い。そのため，頭蓋内圧亢進では鞍背に脱灰が生じやすい(図5，6)。トルコ鞍底の脱灰と菲薄化が生じ，鞍底の低下，拡大，扁平化が起こることがある(図5，6)。また，トルコ鞍の変化は小児でも起こる(図4c)。

図2 dural sinus malformationによる頭蓋内圧亢進

新生児，男児。
臨床的には大泉門と小泉門の膨隆を認め，頭囲拡大が著明であった。
a, b：3D-CT
縫合線の離開が著明である。
c：単純CT
巨大なdural sinus malformationを認め(↑)，脳室が拡大している。

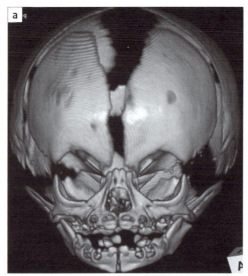
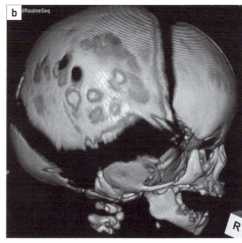
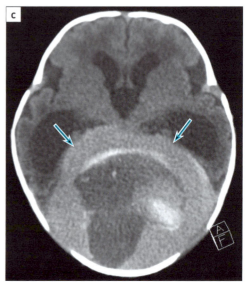

図3 頭蓋の骨腫瘍疑い

2歳，女児。頭蓋内圧亢進症状はない。
a：単純X線側面像，
b：同正面像
後頭骨中心に指圧痕増強の所見を認める(↑)。

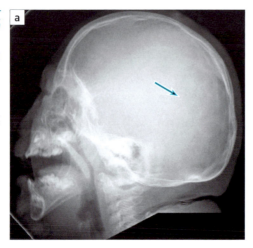
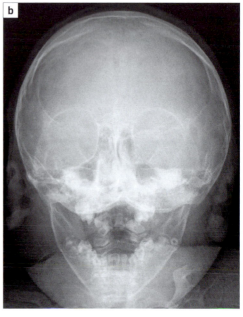

図4 視床神経膠腫による頭蓋内圧亢進

10歳代後半, 男性。

a：単純X線側面像
頭蓋骨全体に指圧痕増強の所見を認める。

b：骨条件CT
指圧痕の増強を認める（↑）。

c：骨条件CT矢状断像
鞍背の脱灰を認める（↑）。

d：FLAIR像
左視床から生じた神経膠腫を認める（↑）。著明な水頭症がある（⇧）。

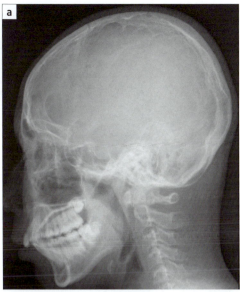
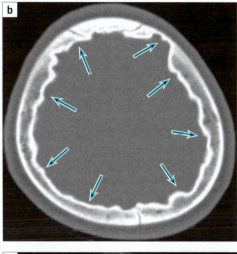
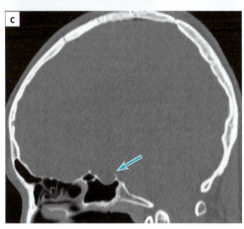
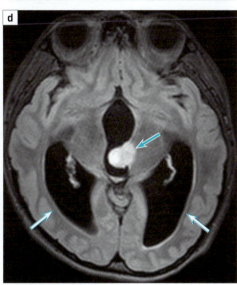

図5 小脳神経膠腫による頭蓋内圧亢進

30歳代, 男性。

単純X線側面像
トルコ鞍の拡大（↑）と鞍背の脱灰（▲）を認める。

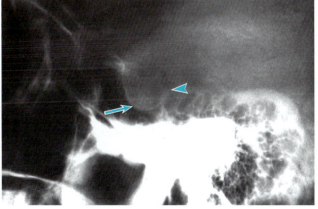

（埼玉医科大学総合医療センター 放射線科 土屋一洋先生のご厚意による）

図6 髄膜腫による頭蓋内圧亢進

40歳代，男性。
a：単純X線側面像，b：骨条件CT矢状断像
トルコ鞍の拡大（↑）と鞍背の脱灰（▲）を認める。
c：単純CT横断像
左前頭部に巨大な髄膜腫を認める。

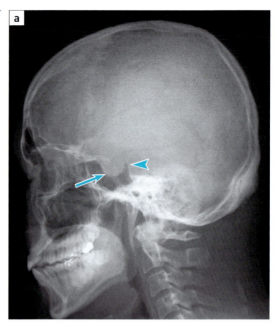
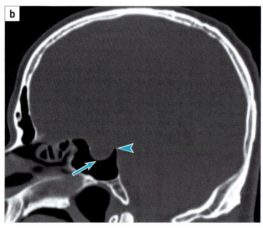
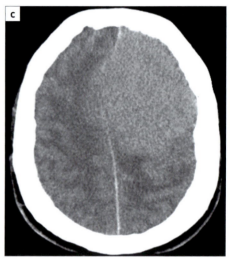

Tips & Tips 特発性頭蓋内圧亢進症の歴史

- 特発性頭蓋内圧亢進症（idiopathic intracranial hypertension）は1893年にQuinckeが脳腫瘍を認めない頭蓋内圧亢進症を記載したことに始まり，偽性脳腫瘍（pseudotumor cerebri）ともよばれる疾患である[a]。
- 1955年にFoleyは良性頭蓋内圧亢進症と命名したが[b]，永続的な視力障害を呈する症例も少なからずあることから，近年では良性というよび名は外されている。
- 画像診断の進歩によって，原因となる腫瘤性病変の存在，水頭症など原因となる病変・病態を否定できるようになってきた。また，最近の診断基準に従えば，静脈洞血栓症を除外することが求められており[c]，MR venographyやCT venographyを行う必要性がある。

a) Ball AK, et al：Idiopathic intracranial hypertension. Lancet Neurol, 5：433-442, 2006.
b) Foley J：Benign forms of intracranial hypertension；toxic and otitic hydrocephalus. Brain, 78：1-41, 1995.
c) Friedman DI, et al：Diagnostic criteria for idiopathic intracranial hypertension. Neurology, 59：1492-1495, 2002.

図7 特発性頭蓋内圧亢進症

10歳代前半，男子。頭痛，乳頭浮腫，視力障害を認めた。

a：発症時の脂肪抑制T2強調像 視神経の屈曲蛇行と視神経周囲くも膜下腔拡大を認める（↑）。また，眼球後極の平坦化を認める（▲）。

b：発症時のT1強調矢状断像 下垂体の圧排・扁平化を認める（↑）。

c：症状軽快後のフォローのT2強調像，d：同T1強調矢状断像 フォローMRIでは症状の軽快とともに，上記所見も消失，軽減した。

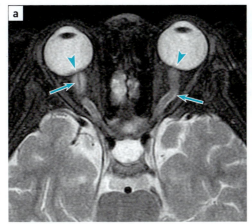
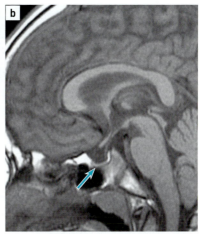
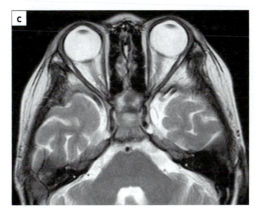
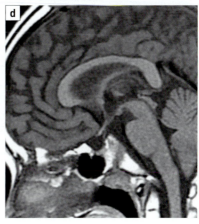

(a, bについては，和田昭彦：特発性頭蓋内圧亢進症. 土屋一洋ほか編：決定版 頭部画像診断パーフェクト. 羊土社, 東京, 2011, p570. より許可を得て転載)

特発性頭蓋内圧亢進症

MRIがその診断に特に有用である疾患として，特発性頭蓋内圧亢進症がある。これは原因不明の頭蓋内圧亢進を示す疾患で，多くの場合若年肥満女性にみられる。しかしながら，小児例では男女差がなく，また肥満症例は少ない。症状として頭痛を訴えるが，うっ血乳頭が最も重要な所見であり，ほかには視力障害や外転神経麻痺などを伴うことがある。診断基準としては，うっ血乳頭を含む頭蓋内圧亢進症状がある患者（頭蓋内圧：成人250mmH$_2$O以上，小児 280mmH$_2$O以上）で，頭部CTやMRIで頭蓋内占拠性病変を認めず，髄液性状が正常で，外転神経障害以外の神経学的異常を認めないとされている[1]。

■ MRI所見（図7）

眼窩内の所見として，視神経の蛇行と延長，視神経周囲のくも膜下腔の拡大，眼球後極の平坦化がある[2]。頭蓋内の所見としてトルコ鞍の空洞化，下垂体の圧排・扁平化がある[2]。症状改善に伴い，これらの画像所見も改善する。

裂孔頭蓋

裂孔頭蓋は欧米で"lacunar skull"，"Lückenschädel"，"craniolacunae"といわれる。胎生期での頭蓋骨の膜性異形成が原因であり，ほとんどの症例でChiari II型奇形/脊髄髄膜瘤に伴うとされている。外板よりも内板のほうが障害され，骨化されないために明らかに薄くなる。骨化の障害がひどい場合には非常に大きな骨欠損が生じ，このような状態は"craniofenestra"とよばれる。骨が薄くなること，欠損することは頭蓋内圧亢進とは無関係といわれ，Chiari II型奇形では脳室拡大の有無にかかわらず，この所見が認められる[3]。この病態は自然寛解し，通常生後3～4カ月以降に消失する[4]。

診断のPoint

画像の特徴

Tips & Tips 単純X線写真による髄膜腫の診断

■髄膜腫に伴う硬膜動脈溝の拡大（図A）
- CTがまだなかった時代に，頭蓋骨の硬膜動脈溝の拡大を髄膜腫の診断のよりどころの1つとしていた。
- 頭蓋内圧亢進を示した症例で，この所見を単純X線写真で認めたことから髄膜腫が示唆され，血管造影で髄膜腫を確認して手術を行ったという報告がある[d]。

■髄膜腫に伴う板間静脈透亮像
- 髄膜腫の静脈排出路として板間静脈が大きな役割を果たすことがある[e]。

- 血管造影でのその確認は，術中の出血のリスク回避に重要である。
- 単純X線写真では，板間静脈による頭蓋骨の透亮像が著明となる。

d) Waga S, et al：Multiple meningiomas. Report of four cases. J Neurosurg, 37：348-351, 1972.
e) Ohigashi Y, et al：A huge frontal meningioma associated with intraoperative massive bleeding and severe brain swelling-case report. J Clin Neurosci, 8：54-58, 2001.

図A　髄膜腫
40歳代，女性。
a：単純X線写真
中硬膜動脈血管溝の増強を認める（↑）。
b：血管造影DSA
主に中硬膜動脈により栄養される髄膜腫濃染所見を認める（↑）。

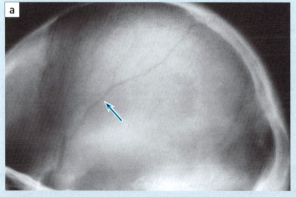 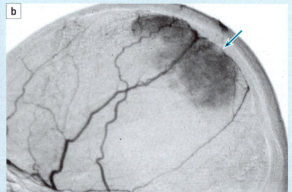

（埼玉医科大学総合医療センター 放射線科　土屋　洋先生のご厚意による）

図8 Chiari Ⅱ型奇形/脊髄髄膜瘤

新生児, 女児。

a, b：骨条件CT 裂孔頭蓋の所見を認める。

c：T2強調矢状断像 後頭蓋内容物(小脳扁桃, 虫部)の脊柱管内下垂(↑), tectal beaking(▲), 水頭症を認める。

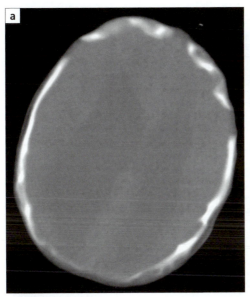
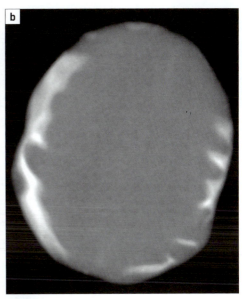
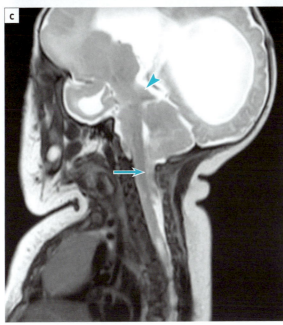

画像所見(図8)

指圧痕の増強に類似するため, 単純X線写真やCTで間違えてはいけない。Chiari Ⅱ型奇形/脊髄髄膜瘤の既往が明らかであれば, 鑑別は容易である。

文献

1) Chan JW：Current concepts and strategies in the diagnosis and management of idiopathic intracranial hypertension in adults. J Neurol, 264：1622-1633, 2017.
2) Suzuki H, et al：MR imaging of idiopathic intracranial hypertension. AJNR Am J Neuroradiol, 22：196-199, 2001.
3) Nakahara K, et al：Lacunar skull deformity and hydrocephalus in infants with myelomeningocele：is lacunar skull deformity a predictor of hydrocephalus development? Childs Nerv Syst, 23：863-865, 2007.
4) Zimmerman RD, et al：Cranial CT findings in patients with meningomyelocele. AJR Am J Roentgenol, 132：623-629, 1979.

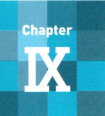

Chapter IX 頭蓋冠の腫瘍性病変①

中山 学，中里龍彦，山國 遼，江原 茂

　頭蓋冠の病変はまれであるが，腫瘍性病変，炎症性病変，先天性病変，外傷性病変などさまざまな疾患が認められる。また，これらは日常臨床で数多く行われているCTやMRIなどの画像検査で偶発的に発見されることも多い。画像診断はこれらの病変について，経過観察でよいのか，あるいは，さらなる検査や生検，治療が必要なのか，方針を決定するのに重要な役割を担っている。

　頭蓋冠病変の診断はしばしば困難であるが，特徴的な画像所見（単発あるいは多発病変か，溶骨性変化や硬化性変化，硬化縁の有無，周囲への浸潤の有無，造影効果の程度など）を理解するとともに，年齢や現病歴，既往歴，外傷歴などの臨床情報を関連付けて考えることで診断が可能となる。本稿では骨腫，血管腫，類表皮嚢胞，Langerhans細胞組織球症，線維性骨異形成について概説する。

骨腫（osteoma）

　骨腫は骨形成を示す良性腫瘍であり，緩徐に発育する。無症状であることが多く，しばしば偶発的に発見される。男女比は1.5～2.6：1と男性に多く，40～70歳代に好発する[1~3]。頭蓋骨や副鼻腔，顎骨に見られ，副鼻腔では前頭洞，篩骨洞に多く，鼻副鼻腔領域では最も多い良性腫瘍である（図1）。頭蓋骨では外板に見られることが多いが，内板にも認められる。通常は無症状であるが，副鼻腔の大きな病変では，副鼻腔の閉塞による副鼻腔炎や粘液瘤，眼窩内進展による眼球突出や複視，頭痛，顔面痛，腫脹，頭蓋内穿破による気脳症や脳膿瘍をきたすことがある[3]。骨壁より無茎性，ないし有茎性に発育し，病変は通常，弧発性である。頭蓋骨に骨腫が多発している場合はGardner症候群[*1]の可能性を考慮する必要がある。

画像の特徴

　単純X線写真，CTでは，境界明瞭な円形，卵円形の骨皮質と同等の濃度を示す高吸収腫瘤としてみられる。MRIでは，T1・T2強調像ともに低信号を示す（図2）。増強効果はみられない[1,2,4,5]。

　通常は，病変の局在や大きさにかかわらず治療を要しないが，症状をきたす病変については外科的治療が行われる。

用語アラカルト

＊1　Gardner症候群

常染色体優性遺伝性の症候群であり，大腸腺腫性ポリポーシス，骨腫，軟部腫瘍（類表皮嚢胞，線維腫，デスモイド腫瘍）などを伴う。家族性大腸腺腫症と同一遺伝子（APC遺伝子）の変異であることがわかってからは，この病名は使われない傾向にある。

図1　骨腫

70歳代，女性。
骨条件CT
前頭洞に骨濃度を示す，円形の境界明瞭な高吸収腫瘤を認める（↑）。

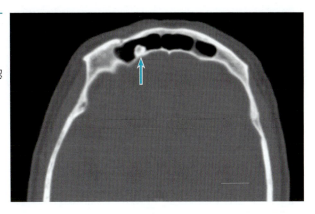

図2　骨腫

70歳代，女性。
a：骨条件CT
左前頭骨に骨皮質と同等の濃度を示す，半円形の境界明瞭な高吸収腫瘤を認める。
b：T1強調像，c：T2強調像
T1・T2強調像いずれも低信号を呈する。

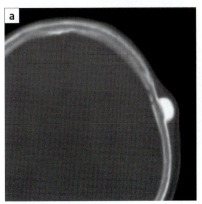
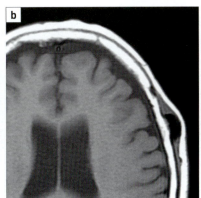
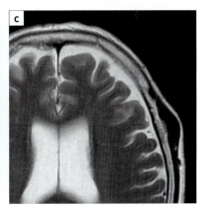

血管腫（hemangioma）

　骨原発血管腫は良性の血管性腫瘍であり，緩徐な増大を示す。原発性骨腫瘍の1％以下である。骨原発血管腫のうち，頭蓋骨病変は脊椎病変に次いで多く，前頭骨，頭頂骨に見られることが多い[1,6,7]。偶発的に発見される場合や，痛みや腫脹，顔面麻痺や聴力障害で発見される場合がある[1,8]。女性に多く，中年に好発する[1,7,9]。頭蓋骨血管腫の多くは，病理学的には海綿状血管腫である。通常は弧発性であるが，多発病変も報告されている[2,6]。

　単純X線写真では，境界明瞭な，円形，卵円形の溶骨性病変として見られる。中心から辺縁にかけて放射状の骨梁の配列を呈する"sun-burst appearance"や"honeycomb"（蜂巣状）といった特徴的な所見を認める。この所見は骨血管腫を強く示唆する所見であるが，完全に特異的な所見ではなく，髄膜腫やosteogenic sarcomaでも見られることがある。

図3 血管腫

50歳代，男性。
a：骨条件CT
前頭骨右半に境界明瞭な溶骨性腫瘤を認め，内部には放射状の陰影が見られる。
b：T1強調像，c：T2強調像，d：造影T1強調像
T1強調像では等信号，T2強調像では高信号を示し，内部には骨梁を示唆する低信号が見られる。強い増強効果を認める。

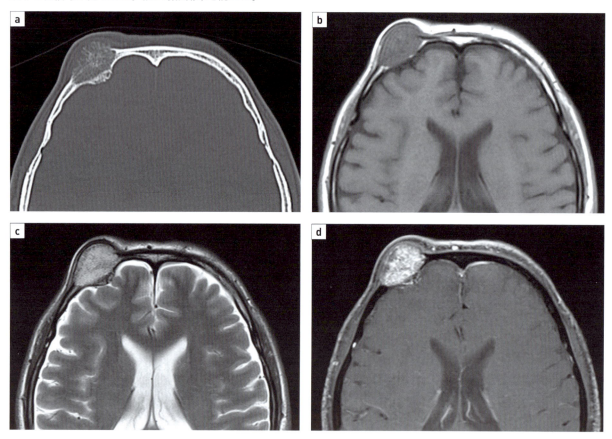

画像の特徴

CTでは板間層内の境界明瞭な溶骨性病変として見られる。病変内の骨梁構造は，spiculaや放射状陰影として良好に描出される。30%の症例で，辺縁に硬化性変化がみられる。病変は板間層に発生し，外板を膨張させるが，内板は比較的保たれる。増強効果を認める[1,4,5]。

診断のPoint

MRIではT1強調像で等信号を示す。内部に高信号が見られることがあるが，これは脂肪による。T2強調像では高信号を示すが，これは緩徐な血流やうっ滞した血流を反映している。大きな病変では，内部に肥厚した骨梁が低信号に見られることがある。強い増強効果を示す（図3）[4,9]。

治療を要することはほとんどないが，腫瘍が大きく症状を伴う場合や出血を伴う場合，また美容的な理由により治療される。標準的な治療は外科的切除であり，術前の血管塞栓術についても考慮される。放射線治療は腫瘍の増大を抑制するが，腫瘍の縮小は得られない[1]。

図4 類表皮嚢胞
60歳代，男性。
a：骨条件CT
錐体尖部に膨張性の腫瘤性病変(＊)を認め，周囲骨の菲薄化を伴っている。
b：T1強調像，
c：T2強調像，
d：拡散強調像
T1強調像では等信号，T2強調像では不均一な高信号を示し，拡散強調像では強い高信号を呈す(↑)。

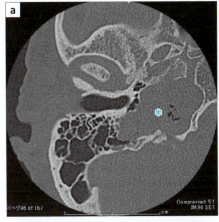
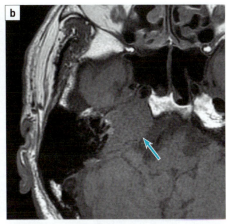
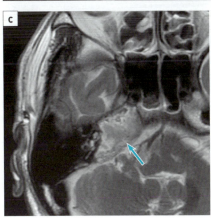
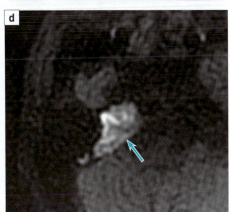

類表皮嚢胞(epidermoid cyst)

　表皮の迷入に由来し，扁平上皮の裏打ちと角質内容物からなる病変であり，内部にはケラチン，コレステロールを含む。緩徐な増大傾向を示す良性の病変である。毛髪や皮脂腺などの皮膚付属器を含まず，これを含むものが類皮腫(dermoid cyst)である。類表皮嚢胞の好発年齢は30～40歳代である。病変は頭頂骨，前頭骨に好発し，外側部に多い[1,5,10,11]。錐体尖部にも病変を生じ，先天性真珠腫ともよばれる。増大が緩徐なため無症状で経過することがあるが，大きくなると，病変の局在により難聴や脳神経症状，頭痛を生じることがある[12]。

　CTでは，硬化縁をもつ境界明瞭な溶骨性病変として見られる。板間層を主座として膨張性に発育し，内板，外板を膨隆させる。内部は均一な低吸収を示す。

　MRIでは，T2強調像で液体と同程度の高信号を呈する。T1強調像では，通常低信号を示すが，高信号を呈することもある。これは，内部のコレステロールの含有の程度や出血の有無による。拡散強調像では高信号を示す(図4)[4,5,10,13]。増強効果はみられない。治療は外科的切除が行われる。

画像の特徴

図5 Langerhans細胞組織球症(LCH)

2歳，男児。
a：単純X線写真
頭頂骨に境界明瞭な溶骨性陰影を認める。
b：T1強調像，
c：T2強調像，
d：造影T1強調像
MRIでは左頭頂骨に腫瘤を認める。内部信号は不均一であり，T1強調像では等〜高信号，T2強調像では低〜高信号を示す。強い増強効果を認める。

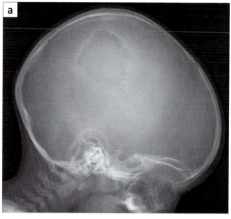
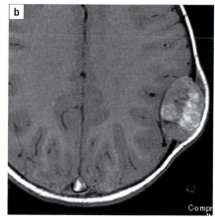
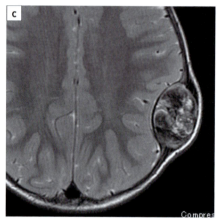
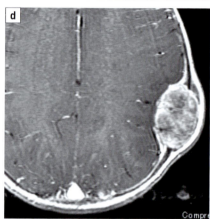

Langerhans細胞組織球症(LCH)

診断のPoint

　Langerhans細胞組織球症(Langerhans cell histiocytosis；LCH)は，異常に増殖したLangerhans細胞がさまざまな組織を侵す疾患として特徴付けられる。原因は不明であるが，炎症や異常免疫反応の関与が考えられている。LCHは，従来の好酸球性肉芽腫症，Hand-Schüller-Chiristian(HSC)病，Letterer-Siwe(LS)病のヒスチオサイトーシスXとよばれた小児にみられる疾患が総称されたものである。好酸球性肉芽腫症は，骨限局型あるいは肺病変を認める単一臓器型のLCHであり，最も軽症である。HSC病は，頭蓋骨病変，眼球突出，尿崩症が古典的三徴とされている。LS病は劇症型の多臓器型病変であり，乳児期に発症し，発熱や肝脾腫，リンパ節腫脹，貧血などを認める。最も重症であり，予後は不良である。LCHは小児に好発し，90％が15歳未満で認められ，その多くは乳幼児である[14]。発生部位および症状は多彩であり，皮疹・骨(溶骨性病変)・中枢神経(尿崩症)・肺(囊胞形成・線維化)・リンパ節腫脹・胸腺(腫瘤形成)・耳(耳漏・外耳道炎・腫瘤形成)・眼窩(眼球突出)・肝・胆道・脾(肝脾腫・硬化性胆管炎)・造血器(貧血・汎血球減少)・腸管(下痢)などが挙げられる[14,15]。LCHの骨病変は頭蓋骨や脊椎にみられ，椎体病変では高さがほぼ均一な圧潰を示す扁平椎(vertebra plana)が特徴的である。頭蓋冠は骨病変のなかで最も頻度が高く，特に頭頂骨に多い[16〜19]。

　単純X線写真やCTでは，単発または複数の溶骨性病変を認め，病変は境界明瞭で硬化縁を伴わない。複数の病変が融合し，地図状の溶骨性病変(geographic skull)を

画像の特徴

形成することもある。内板と外板への病変の進展の程度の違いにより，二重輪郭（double contour）やbevelled edgesとよばれる所見を示す。病変内部には，病変に侵されずに残存した骨片が見られることがあり，これはbutton sequestrumとよばれる。

　MRIでの信号は非特異的であるが，T1強調像では等～高信号，T2強調像では高～等信号を呈し，強い増強効果を示す（図5）[15,16,18]。

　側頭骨にも病変を生じ，慢性中耳炎や真珠腫性中耳炎との鑑別を要する。耳漏や難聴を認める。側頭骨病変の頻度は15～60％と報告でばらつきがある。頭蓋底病変では，嗄声や嚥下困難などの脳神経障害をきたすことがある[20]。

　治療の適応については，単発病変あるいは多発病変か，病変の広がり，重篤さが考慮される。単発病変であれば保存的治療（経過観察あるいはステロイド治療）が選択されることが多い。多発病変，びまん性，浸潤性の病変であれば，外科的切除や放射線治療，化学療法などが施行される[1,14]。

線維性骨異形成症（fibrous dysplasia；FD）（図6）

　正常な骨組織が，線維性組織や未熟な線維性骨に置換される先天性の疾患であり，骨芽細胞の分化，成熟の欠損により生じるといわれている。小児期～若年成人で認められることが多い。これらの病変は小児期に増大し，骨発育の終わる思春期後期には進行が止まる症例が多い。単骨性（70～80％），多骨性（20～30％）の病変があり，単骨性では25％，多骨性では50％に頭蓋顔面領域の病変を認める[21,22]。また，多骨性病変に，内分泌異常と思春期早発症，皮膚色素沈着（カフェオレ斑）を合併したものはMcCune-Albright症候群とよばれる。筋肉内粘液腫を伴う場合はMazabraud症候群とよばれる。頭蓋骨・顔面骨の病変は，上顎骨や前頭骨，側頭骨，眼窩に多く，頭蓋骨病変では縫合を越えることもある。病変は片側性に分布することが多い[2,4]。

　しばしば偶発的に発見され，通常，無症状であるが，大きくなることで顔面骨変形による獅子様顔貌，眼球突出，咬合不全，視力障害あるいは眼瞼下垂などをきたす。副鼻腔では粘液瘤，側頭骨に生じた場合は聴力障害をきたすこともある。前頭蓋底の線維性骨異形成症では視神経管の狭窄をきたすことがあるが，視力障害をきたすことはまれであり，視神経管の予防的減圧術の有用性については明らかでないと報告されている[23]。

画像の特徴

　頭蓋冠の病変では，板間層の拡大を認め，外板へ進展する。CTが診断に有用であり，特徴的なすりガラス影（ground-glass appearance）や硬化性変化，骨と線維組織が混在する溶骨性変化が見られる。嚢胞様所見を伴うこともある。病変はしばしば縫合を越えて広がる。

　MRIでは，病変内の骨組織，線維組織，軟骨組織の割合により，不均一な信号を呈するため，線維性骨異形成症の診断には必ずしも必要としない。MRIが施行された場合は，病変の大部分はT1強調像で低信号を示すが，線維性組織が多い場合には等信号を示すこともある。T2強調像では不均一な信号を示すが，これは，病変内の線維組織，細胞成分や出血，嚢胞成分による。増強効果についても病変によりさまざまである（図6）[1,4,21,22]。

有用なモダリティ

　骨シンチグラフィでは，罹患骨に非特異的な集積を示すが，多骨性病変で罹患骨の検出に役立つ。

図6 線維性骨異形成症
50歳代，男性。
a：骨条件CT
右上顎骨〜頭蓋底，側頭骨，後頭骨にかけて広範なすりガラス影，硬化性変化を認め，部分的に囊胞様変化が見られる。
b：T1強調像，
c：脂肪抑制T2強調像，
d：脂肪抑制造影T1強調冠状断像
T1・T2強調像とも，大部分が不均一な低信号を示し，強い増強効果が見られる。

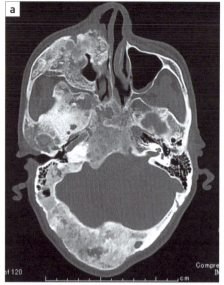
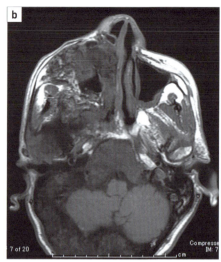
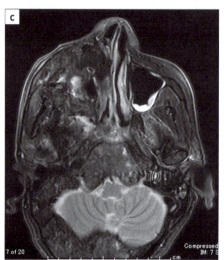
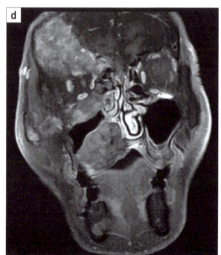

　悪性転化(肉腫化)は0.4〜1.0%とまれであるが，境界不明瞭な骨吸収と軟部腫瘤がある症例では疑う必要がある[1,2,22,24]。液面形成を示す動脈瘤様骨囊腫様変化(aneurysmal bone cyst [ABC] change)や，病的骨折を伴うこともある[2,25,26]。多くの症例では経過観察が基本であるが，進行例では外科的治療を行う場合もある。放射線治療は悪性化の原因となる場合があり，避けるべきとされている。

おわりに

　頭蓋冠の腫瘤性病変として，骨腫，血管腫，類表皮囊胞，Langerhans細胞組織球症，線維性骨異形成症について概説した。これらの疾患は，その特徴的な画像所見を理解し，年齢や現病歴を含めた臨床情報を併せて考えることで十分に診断可能であり，本稿がその一助となれば幸いである。

文献

1) Colas L, et al：Skull vault lesions：a review. AJR Am J Roentgenol, 205：840-847, 2015.
2) Amaral L, et al：MR imaging for evaluation of lesions of the cranial vault：a pictorial essay. Arq Neuropsiquiatr, 61：521-532, 2003.
3) Daniel E, et al：Sinonasal osteoma. Diagnostic Imaging, Head and Neck, 3rd ed, Koch B, et al, eds. Elsevier, Salt lake city, 2016, p732-735.
4) Garfinkle J, et al：Imaging pattern of calvarial lesions in adults. Skeletal Radiol, 40：1261-1273, 2011.
5) Yalçin O, et al：CT and MRI findings in calvarial non-infectious lesions. Diagn Interv Radiol, 13：68-74, 2007.
6) Bastug D, et al：Hemangiomas in the calvaria：imaging findings. AJR Am J Roentgenol, 164：683-687, 1995.
7) Tyagi DK, et al：Giant primary ossified cavernous hemangioma of the skull in an adult：a rare calvarial tumor. J Neurosci Rural Pract, 2：174-177, 2011.
8) Liu JK, et al：Primary intraosseous skull base cavernous hemangioma, case report. Skull Base, 13：219-228, 2003.
9) Politi M, et al：Intraosseous hemangioma of the skull with dural tail sign：radiologic features with pathologic correlation. AJNR Am J Neuroradiol, 26：2049-2052, 2005.
10) Morón FE, et al：Lumps and bumps on the head in children：use of CT and MR imaging in solving the clinical diagnostic dilemma. Radiographics, 24：1655-1674, 2004.
11) Ajja A, et al：Intradiploic epidermoid cyst of the occipital bone. Neurochirurgie, 53：367-370, 2007.
12) Chapman PR, et al：Petrous apex lesions：pictorial review. AJR Am J Roentgenol, 196：WS26-WS37, 2011.
13) Arana E, et al：Intradiploic epidermoid cysts. Neuroradiology, 38：306-311, 1996.
14) Philips CD：Skull base Langerhans cell histiocytosis. Diagnostic Imaging, Head and Neck, 3rd ed, Koch B, et al, eds. Elsevier, Salt lake city, 2016, p928-931.
15) Meyer JS, et al：Langerhans cell histiocytosis：presentation and evolution of radiographic findings with clinical correlation. Radiographics, 15：1135-1146, 1995.
16) Khung S, et al：Skeletal involvement in Langerhans cell histiocytosis. Insights Imaging, 4：569-579, 2013.
17) Guyot-Goubin A, et al：Descriptive epidemiology of childhood Langerhans cell histiocytosis in France, 2000-2004. Pediatr Blood Cancer, 51：71-75, 2008.
18) Hoover KB, et al：Langerhans cell histiocytosis. Skeletal Radiol, 36：95-104, 2007.
19) Hindman BW, et al：Langerhans cell histiocytosis：unusual skeletal manifestations observed in thirty-four cases. Skeletal Radiol, 27：177-181, 1998.
20) D'Ambrosio N, et al：Craniofacial and intracranial manifestations of Langerhans cell histiocytosis：report of findings in 100 patients. AJR Am J Roentgenol, 191：589-597, 2008.
21) Fitzpatrick KA, et al：Imaging findings of fibrous dysplasia with histopathologic correlation. AJR Am J Roentgenol, 182：1389-1398, 2004.
22) Philips CD：Skull base fibrous dysplasia. Diagnostic Imaging, Head and Neck, 3rd ed, Koch B, et al, eds. Elsevier, Salt lake city, 2016, p922-925.
23) Lee JS, et al：Normal vision despite narrowing of the optic canal in fibrous dysplasia. N Engl J Med, 347：1670-1676, 2002.
24) Reis C, et al：A rare spontaneous osteosarcoma of the calvarium in a patient with long-standing fibrous dysplasia：CT and MR findings. Br J Radiol, 81：e31-e34, 2008.
25) Itshayek E, et al：Fibrous dysplasia in combination with aneurysmal bone cyst of the occipital bone and the clivus：case report and review of the literature. Neurosurgery, 51：815-818, 2002.
26) Terkawi AS, et al：Fibrous dysplasia and aneurysmal bone cyst of the skull base presenting with blindness：a report of a rare locally aggressive example. Head Neck Oncol, 3：15, 2011.

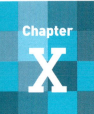

頭蓋冠の腫瘍性病変②

中山 学，中里龍彦，山國 遼，江原 茂

　頭蓋冠の腫瘍性病変はまれであるが，ときに，不整な骨破壊像を示す溶骨性病変や多発病変，頭蓋内外へ進展する腫瘤形成など，悪性腫瘍との鑑別を要する症例に遭遇する．悪性腫瘍の既往が知られており，多数の頭蓋骨病変を認める場合には，まず第1に頭蓋骨転移が疑われるが，ときに，悪性腫瘍の既往がなく，単発性の頭蓋骨病変を示す症例もあり，しばしば診断に苦慮する．頭蓋冠に見られる悪性腫瘍には，頭蓋骨転移のほかに，多発性骨髄腫や形質細胞腫，リンパ腫，骨肉腫などがある．また，骨内髄膜腫は，組織学的に良性であっても，悪性腫瘍のような溶骨性変化や頭蓋内外に進展する腫瘤を形成し，悪性病変との鑑別を要する場合がある．これらの診断には，生検や手術による組織学的検索が必要であるが，その特徴的な画像所見から鑑別が可能な場合もあり，方針の決定や迅速な治療を行うために，画像診断は重要な役割を担っている．

　本稿では骨内髄膜腫，頭蓋骨転移，骨髄腫，リンパ腫，骨肉腫について概説する．

骨内髄膜腫(intraosseous meningioma)

　髄膜腫はくも膜外層に存在するarachnoid cap cell由来の腫瘍であり，その発生の多くは硬膜である．まれに硬膜外から発生することがあり，硬膜外髄膜腫とよばれる．これは，髄膜腫全体のうち2％以下の頻度である[1,2]．また，硬膜外髄膜腫の局在の頻度は，眼窩(58％)，皮膚(16％)，骨(14％)，副鼻腔(11％)と報告されている[3]．骨内髄膜腫は，硬膜から発生した髄膜腫が頭蓋外へ浸潤をきたしたものとは区別される．

　好発部位は前頭頭頂部や眼窩周囲である．骨内髄膜腫の発生機序については諸説あるが，胎生期の発生過程で迷入したmeningocyteの遺残が後に腫瘍化する説や，出産時あるいは外傷時に縫合部や骨折部にmeningocyteが迷入にすることにより発生する説が知られており，特に冠状縫合部に多いといわれている[1,2]．

　通常の硬膜内髄膜腫は女性に多いが，硬膜外髄膜腫に性差はないと報告されている．好発年齢は硬膜内髄膜腫と同様に中年以降であるが，硬膜外髄膜腫は2相性のピークを認め，若年者にもピークがみられる点は重要である．

　頭蓋冠の骨内髄膜腫は，無痛性，あるいは有痛性の腫瘤触知，頭皮の腫脹を認める．病変が内板を越えて進展し，頭蓋内構造を圧排しない限り，通常，神経症状はみられない[2,4]．また，硬膜外髄膜腫は，硬膜内髄膜腫と比較して，組織学的に悪性の頻度が高いといわれている[2]．

　骨条件CTでの観察が診断には不可欠であり，骨硬化性変化や溶骨性変化，あるいは両者の混在を認める．破壊性の不整な陰影を示したり，辺縁にspicula様の骨陰影を認めることもある．MRIでは，T1強調像で低信号，T2強調像では通常，等～高信号

図1 骨内髄膜腫
20歳代，男性。
a：骨条件CT
左蝶形骨を主座として，頭蓋骨に肥厚と辺縁がやや不整な硬化性変化を認める。
b：T1強調像，c：T2強調像，d：造影T1強調像
T1強調像（b）では等信号，T2強調像（c）では高信号を示し，均一で強い増強効果を認める。病変と接する硬膜にも造影効果が見られる（dの↑）。

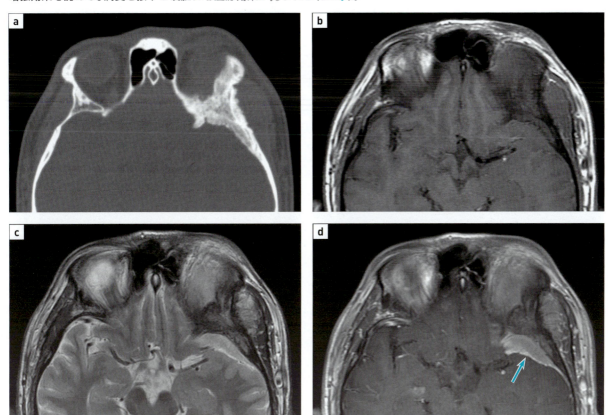

画像の特徴

を示すが，ときに不均一な信号を呈する。病変は均一な増強効果を示し，接する髄膜に種々の厚さの増強効果が見られることがある。これは，反応性変化や腫瘍の浸潤を見ていると考えられる。MRIは軟部組織，硬膜外への病変の進展の評価に有用である（図1）[1,4～6]。

頭蓋骨転移（skull metastasis）

　頭蓋骨転移は最も頻度の高い悪性骨腫瘍であり，しばしば，頭蓋冠に多発する病変として観察される。原発巣としては，成人では，乳癌，肺癌，前立腺癌，腎癌，甲状腺癌，悪性黒色腫などが多く，小児では神経芽細胞腫や横紋筋肉腫，骨肉腫などが知られている[1,5,7,8]。原発巣の存在が知られている場合や，多発病変のときは頭蓋骨転移が疑われるが，ときに，原発巣が知られていない状況で，最初の病変として発見されることがある。通常，無症状であるが，有痛性の腫脹を示すこともある[5,9]。

　頭蓋骨転移の多くは頭蓋冠の多発病変として観察される。CTでは，溶骨性変化を

図2 乳癌の頭蓋骨転移

60歳代，女性。

a：骨条件CT

右前頭骨に溶骨性変化を認め，頭蓋外に進展する腫瘤（a～dの↑）を認める。

b：T1強調像，c：造影T1強調像，d：拡散強調像

T1強調像（b）では低信号を示し，比較的均一な増強効果を認める（c）。
拡散強調像（d）では明瞭な高信号を示す。

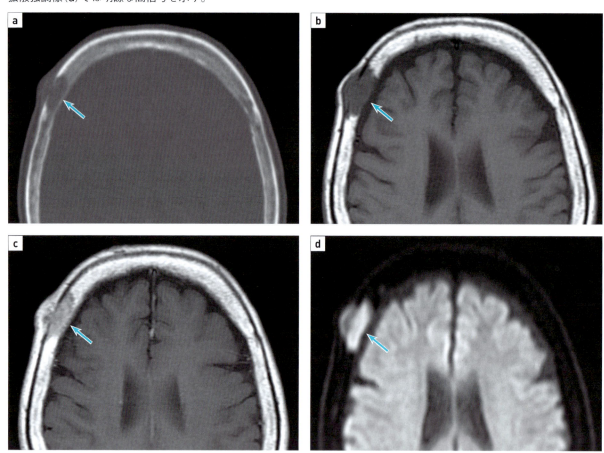

診断のPoint

示すことが多いが，硬化性変化や両者が混在する病変も認められる。前立腺癌の転移では骨硬化性変化を呈することが多い。

　MRIのT1強調像では，成人の高信号を呈する脂肪髄に低信号を示す病変として認められる。ただし，脂肪髄が少なく高信号を示さない部位や，貧血などにより骨髄の信号がびまん性に低下している場合には，骨とのコントラストがつかないため病変の検出が難しく，注意を要する。造影T1強調像では通常，均一な造影効果を示すが，不均一な造影効果やリング状の造影効果を示すこともある。硬化性病変などでは造影効果を欠くこともある。硬膜や軟部組織への進展の評価にはCTよりMRIが優れている[7,8,10]。また，肺癌や乳癌などの溶骨性転移の検出には，拡散強調像の有用性が報告されている。これらの転移は細胞成分が密なため，拡散の低下を認め，高信号になると考えられている（図2）。一方，前立腺癌などの骨硬化性変化を示す転移では，骨基質の増加により，拡散運動を計測可能な可動性のプロトンが十分に認められな

図3　多発性骨髄腫
60歳代，男性。
a：単純X線写真
多数の溶骨性陰影を認め，いわゆる"punched-out"lesionsである。
b：骨条件CT，c：T2強調像
骨条件CTでも同様に多数の溶骨性病変を認め，T2強調像では高信号を呈している。

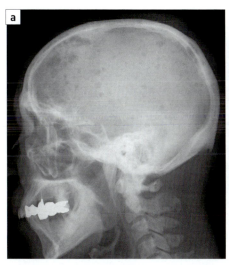
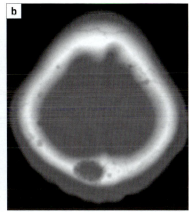
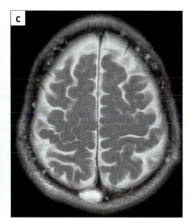

い。このため，骨硬化性病変は，周囲の正常骨と同様に拡散強調像で低信号を示し，病変の検出が困難となる[11]。

　治療は原発巣の組織型によるが，基本的に放射線療法や化学療法が施行される。単発病変や原発巣が不明なときには外科的治療が行われる場合もある。

多発性骨髄腫(multiple myeloma)，形質細胞腫

　骨に原発する悪性腫瘍で最も多く，骨髄の形質細胞の単クローン性の増殖に特徴付けられる。1病変のみの場合には孤立性形質細胞腫，多発病変の場合には多発性骨髄腫とよばれ，多くは後者の多発性骨髄腫である。男性に多く，50〜80歳代に好発する。多発性骨髄腫の病変は，脊椎や肋骨，頭蓋骨などに認められる[1,7,10]。

　臨床的には，骨痛や血液検査や尿検査の異常などが認められる。多発性骨髄腫に関連する疾患に，POEMS syndromeがある。"POEMS"とは，多発性神経炎(polyneuropathy)，臓器腫大(organomegaly)，内分泌異常(endocrinopathy)，M蛋白血症(M-protein)，皮膚症状(skin changes)の頭文字を表している。

画像の特徴

　単純X線写真では，比較的均一な大きさで，辺縁明瞭な硬化縁を伴わない多発する円形の溶骨性病変として認められる。この所見は，いわゆる"punched-out"lesionsとよばれる(図3)。これらは，ときに癒合して大きな病変をつくる。CTでは溶骨性病変として見られるが，骨基質が十分なときは骨条件で，十分でない場合には軟部条件での観察が有用である。骨髄腫病変は顕著な溶骨性変化を示すため，通常，^{99m}Tc骨シンチグラフィでの検出は難しい。MRIでは，病変はT1強調像では低信号，T2強調像では高信号を呈し，強い増強効果が見られる[5,7,10,12]。

図4 悪性リンパ腫
50歳代，女性。
a：骨条件CT
前頭骨に肥厚と硬化性変化を認める（↑）。顕著な骨破壊像は見られない。
b：T1強調像，c：T2強調像，d：造影T1強調像
T1・T2強調像（b，c）では，肥厚した前頭骨は低信号を示す。頭蓋内外に進展する腫瘤はT2強調像で軽度高信号を示し，均一で強い増強効果を認める（d）。

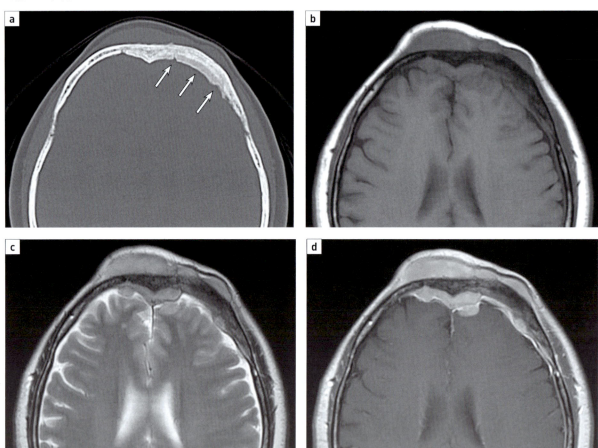

悪性リンパ腫（malignant lymphoma）

　骨の原発性悪性リンパ腫は，すべての原発性骨腫瘍のうち5％程度と報告されている。まれであり，多くは二次性の病変である[13,14]。悪性リンパ腫症例のうち，16％程度に骨病変が認められたと報告されており，病変は脊椎，骨盤骨，頭蓋骨に多い[13〜15]。組織型の多くはdiffuse large B-cell lymphoma（DLBCL）である[16]。

■ 画像の特徴

　単純X線写真やCTの所見は多彩で，ほとんど正常な場合から，溶骨性変化や硬化性変化，また，それらが混在して見られる場合まである。虫食い状（moth-eaten）の骨破壊や小円形細胞腫瘍（悪性リンパ腫，Ewing肉腫など）に特徴的な浸透性（permeative）の骨破壊も認められる。軟部腫瘤を伴い，これは強い増強効果を示す。頭蓋外進展では皮下腫瘤を形成し，頭蓋内進展では髄膜への浸潤をしばしば示す[13,17,18]。MRIは，骨髄への浸潤や軟部組織病変の評価に有用である。T1強調像で

図5 網膜芽細胞腫に対する放射線治療後に発生した骨肉腫
20歳代，男性。
a：造影CT，b：骨条件CT
前頭骨右半から側頭骨にかけて不整な骨形成を伴う充実性腫瘤を認め，内部には小囊胞状の低吸収域が混在する。

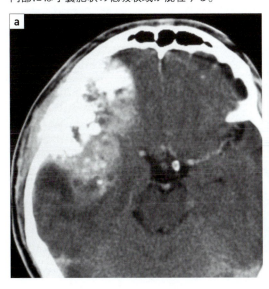
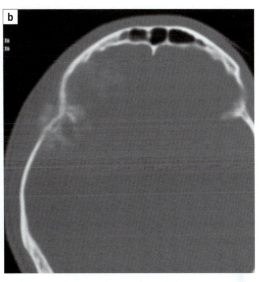

（文献17より転載）

は低信号を示し，病変の検出に有用である。T2強調像での信号は非特異的である。腫瘍内の線維化を反映した低信号が特徴的とする報告もあるが，高信号を示すという報告もあり，低～高信号のさまざまな信号強度を示す。また，拡散強調像では細胞密度の高さを反映し，高信号を示すことが多く，造影MRIでは，強い増強効果を認める（図4）[18,19]。

画像の特徴

鑑別疾患

悪性リンパ腫と鑑別を要する疾患には転移性骨腫瘍や骨髄炎があり，これらとの鑑別は重要である。悪性リンパ腫は軟部組織主体の病変で，軟部病変の大きさに比較して，骨皮質の破壊はわずかであることが多いが，対照的に，転移性骨腫瘍と骨髄炎では骨破壊像が認められる[13]。

骨肉腫（osteosarcoma）

骨肉腫は未熟な骨組織の形成を特徴とした悪性腫瘍である。骨肉腫は骨髄腫に次ぐ頻度で見られる骨原発悪性腫瘍であり，大腿骨遠位部や脛骨近位部に好発して，頭蓋冠に生じることはまれである。放射線治療後やPaget病，線維性骨異形成症，慢性骨髄炎などにおいて，二次性に生じることが知られている（図5）[5,7,17,20,21]。長管骨骨幹端に発生する通常の骨肉腫は青年期～若年成人に好発するが，頭蓋骨では平均34歳と比較的年齢が高い[20]。

頭蓋冠の骨肉腫の画像所見は，長管骨に生じる一般的な骨肉腫と同様に，溶骨性変化や硬化性変化，あるいは，これらが混在して見られる。CTでは，辺縁が不整な骨破壊像を認め，軟部組織内の骨形成や頭蓋内進展の評価などに有用である（図6）[5,20]。中心から辺縁にかけて放射状の骨梁の配列を呈する，いわゆる"sun-burst appearance"を示すこともある。同様に"sun-burst appearance"を示す良性病変である血管腫との

鑑別疾患

図6 骨肉腫

10歳代，女性。
a：単純CT，b：T1強調像，
c：T2強調像，d：造影T1強調矢状断像
腫瘤は頭蓋骨内外にわたり，硬膜肥厚を伴って脳実質を圧排し，辺縁，内部に不整な骨化を伴う。内部には出血による液面形成を示す小嚢胞が多数存在し，充実部には強い増強効果を認める。

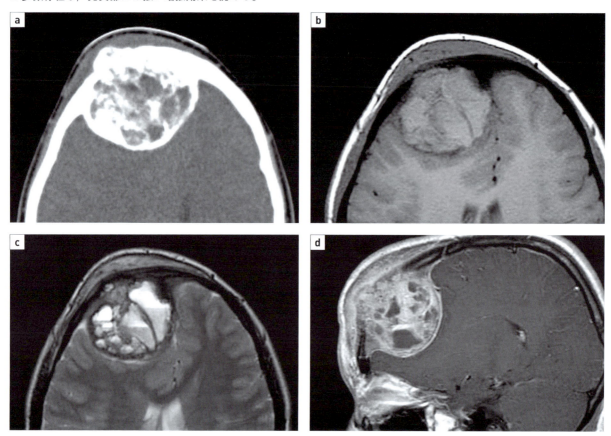

（文献17より転載）

鑑別を要する場合があるが，浸潤性で，内板と外板の破壊を認め，境界が不明瞭な場合には骨肉腫が考慮される[7]。MRIは，腫瘍の骨形成の描出についてはCTに劣るが，軟部組織進展はより明瞭に描出される。病変はT1強調像で低信号，T2強調像では，その病変の基質に依存して不均一な信号を示し，不整な増強効果を呈する[5,21,22]。

おわりに

　頭蓋冠の腫瘍性病変として，骨内髄膜腫，頭蓋骨転移，多発性骨髄腫，悪性リンパ腫，骨肉腫について概説した。これらの疾患は，その特徴的な画像所見を理解することで鑑別可能であり，これは迅速な方針決定や治療に重要である。本稿がその一助となれば幸いである。

文献

1) Colas L, et al：Skull vault lesions：a review. AJR Am J Roentgenol, 205：840-847, 2015.
2) Lang FF, et al：Primary extradural meningiomas：a report on nine cases and review of the literature from the era of computerized tomography scanning. J Neurosurg, 93：940-950, 2000.
3) Daffner RH, et al：Intraosseous meningioma. Skeletal Radiol, 27：108-111, 1998.
4) Tokgoz N, et al：Primary intraosseous meningioma：CT and MRI appearance. AJNR Am J Neuroradiol, 26：2053-2056, 2005.
5) Garfinkle J, et al：Imaging pattern of calvarial lesions in adults. Skeletal Radiol, 40：1261-1273, 2011.
6) Elder JB, et al：Primary intraosseous meningioma. Neurosurg Focus, 23：E13, 2007.
7) Yalçin O, et al：CT and MRI findings in calvarial non-infectious lesions. Diagn Interv Radiol, 13：68-74, 2007.
8) Mitsuya K, et al：Metastatic skull tumors：MRI features and a new conventional classification. J Neurooncol, 104：239-245, 2011.
9) Stark AM, et al：Skull metastases：clinical features, differential diagnosis, and review of the literature. Surg Neurol, 60：219-225；discussion, 225-226, 2003.
10) Amaral L, et al：MR imaging for evaluation of lesions of the cranial vault：a pictorial essay. Arq Neuropsiquiatr, 61：521-532, 2003.
11) Nemeth AJ, et al：Improved detection of skull metastasis with diffusion-weighted MR imaging. AJNR Am J Neuroradiol, 28：1088-1092, 2007.
12) Angtuaco EJ, et al：Multiple myeloma：clinical review and diagnostic imaging. Radiology, 231：11-23, 2004.
13) Nakamura H, et al：Intraosseous tumors of the skull. A pictorial review. Neuroradiol J, 25：461-468, 2012.
14) Malloy PC, et al：Lymphoma of bone, muscle, and skin：CT findings. AJR Am J Roentgenol, 159：805-809, 1992.
15) Rosenberg SA, et al：Lymphosarcoma：a review of 1269 cases. Medicine, 40：31-84, 1961.
16) da Rocha AJ, et al：Cranial vault lymphoma：a systematic review of five patients. J Neurooncol, 104：239-245, 2011.
17) 中里龍彦ほか：頭蓋底の骨病変. 臨床画像, 24：192-203, 2008.
18) Krishnan A, et al：Primary bone lymphoma：radiographic-MR imaging correlation. Radiographics, 23：1371-1383, 2003.
19) White LM, et al：MR imaging of primary lymphoma of bone：variability of T2-weighted signal intensity. AJR Am J Roentgenol, 170：1243-1247, 1998.
20) Lee YY, et al：Craniofacial osteosarcomas：plain film, CT, and MR findings in 46 cases. AJR Am J Roentgenol, 150：1397-1402, 1988.
21) Chan LL, et al：Radiation-induced osteosarcoma after bilateral childhood retinoblastoma. AJR Am J Roentgenol, 174：1288, 2000.
22) Shramkek JK, et al：MR appearance of osteogenic sarcoma of the calvaria. AJR Am J Roentgenol, 158：661-662, 1992.

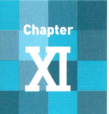

Chapter XI 頭蓋底の腫瘍性病変

大原有紗，土屋一洋

脊索腫（chordoma）(図1)

診断のPoint

診断のPoint

原始脊索遺残由来のまれな腫瘍[1]で，初発の悪性骨腫瘍の1.4%，頭蓋内腫瘍の0.4%，頭蓋底腫瘍の0.2%を占める[2]。30〜50歳代に好発するが，どの年代でも発生し，男女比は2：1である。脊索発生経路であるトルコ鞍から尾骨までの「正中」に発生するものが多い[1]。脊索腫のうち頭蓋底発生は32%を占め，平均発症年齢は49歳で，仙骨発生（平均発症年齢69歳）に比し若年であり，女性に多い傾向がある[3]。

頭蓋底病変は斜台の蝶後頭軟骨結合（spheno-occipital synchondrosis）からの発生が多いがトルコ鞍，蝶形骨洞などからも発生する。発見時の大きさは2〜5cmで境界明瞭，分葉状の膨張性発育を示す。腫瘍の色調は灰色，ゼラチン状で，被膜を有する[2]。上方では海綿静脈洞やトルコ鞍，前下方では鼻咽頭，後下方では頸静脈孔や大孔，側方では頸静脈孔や錐体尖，前方では蝶形骨洞や後篩骨洞，背側では脳底動脈や脳幹部に及ぶ。また，橋前方やトルコ鞍の病変では硬膜を越えて硬膜内に進展することがあるが，くも膜下や軟膜下へ及ぶことはまれである。

病理組織学的には良性であるが，局所浸潤傾向が強く転移や播種もみられ，臨床的には悪性病変に似る。転移は肺，リンパ節，骨，皮下組織などに起こるが生命予後には関連しない。播種は手術経路，頭蓋内くも膜下腔，脊柱管内に生じる[2]。

主訴は緩徐に進行する頭痛，複視（外転神経障害）である。腫瘍増大に伴い，視神経，動眼神経，滑車神経，三叉神経，顔面神経，聴神経などさまざまな脳神経障害をきたす[1]。

予後は，成人では年齢・性別と関連しないが，小児の場合，5歳未満の予後は不良である。また頭蓋底の病変は，頭蓋・頸部移行部や頸部病変に比し予後良好である。

病理学的にclassic（typical），chondroid with a partially chondroid matrix, dedifferentiatedの3つの亜型がある[2]。classic chordomaの摘出後，陽子線治療後に脱分化が起きたという症例報告がある[4]。

免疫染色でサイトケラチンやepithelial membrane antigen（EMA）などの上皮性マーカーが陽性を示し，軟骨肉腫（上述の上皮性マーカー陰性）との鑑別となる。染色体6q27に存在するBrachyury（ブラキウリ）遺伝子も脊索腫に特異的なマーカーである。家族発症の脊索腫の報告があり（11家系，46症例，頭蓋底の症例が多い），Brachyury遺伝子変異を有する家系もある[2]。

CT（軟部条件）では境界明瞭な膨張性発育を示し，近傍の脳実質に比し比較的高吸収を呈する。CT（骨条件）では溶骨性の骨破壊を示し，内部に石灰化（あるいは骨破壊により生じた骨片）を認め[1]，これらはchondroid chordomaでより特徴的である[5]。造影後はさまざまな造影効果を示すが，粘液成分やゼラチン質の部分は低吸収を示す。

図1 脊索腫

50歳代，女性。右方視違和感，複視，頭痛。
a：骨条件CT矢状断像
b：軟部条件CT矢状断像

斜台から鞍背を破壊し（↑），前方は蝶形骨洞，後方は橋前槽に至る（⇑）不均一な高吸収の不整形腫瘤を認める。腫瘍内部には小さな骨片がある（▲）。

c：拡散強調像
d：T2強調像
e：T1強調像
f：脂肪抑制造影T1強調像

拡散強調像で不均一な軽度高信号（↑），T2強調像では主に不均一な高信号で（↑），低信号を示す部分もある（⇑）。T1強調像では低信号主体で（↑）淡い高信号が散在している（⇑）。なお，左内頸動脈近傍の点状高信号域は後床突起の正常骨髄である（▲）。造影後は蜂巣状の増強効果を示す（↑）。

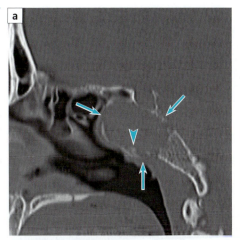 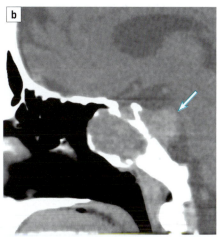
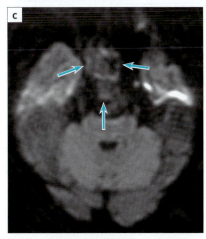 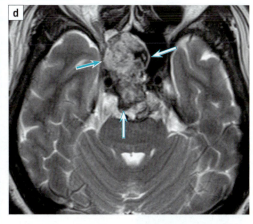
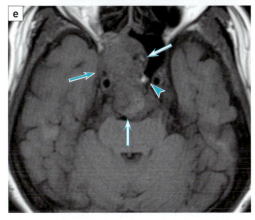 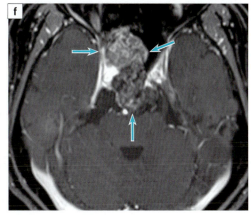

:speech_balloon: 有用なモダリティ

:camera: 画像の特徴

　MRIのT1強調像では脳実質と同等〜低信号を示し，接する骨髄と比し低信号を示す。内部の出血や粘液成分は小さな高信号域として描出される。
　T2強調像では典型的には高信号を示すが，dedifferentiated chordomaでは低信号を示す[5,6]。内部の石灰化や出血，粘液成分は小さな低信号域として描出される。造影T1強調像では中等度から著明な増強効果を示し，T1強調像で低信号を示した部分を反映し「蜂巣状」の増強効果を呈する。内部の壊死や粘液成分が多い場合は増強効果に乏しい。脱分化が生じた部位では強い増強効果を示す[6]。chondroid chordomaは軟骨巣に由来するゼラチン基質を有するため，T1値やT2値がclassic chordomaに比し短い

が[7]．MRIやCTの軟部条件表示で，classic chordomaとchondroid chordomaに明らかな違いは指摘できない[5,8]．拡散強調像では高信号を示し[9]，術後残存腫瘍ではほかのシーケンスに比し視覚的検出に有用である[8]．

治療は外科的完全切除が予後に最も関連するが[2]，腫瘍周囲に重要な構造物があるため完全切除はしばしば困難である．外科的切除後や切除困難例には陽子線治療が行われる[1]．近年は分子標的療法の報告もみられる．

鑑別は軟骨肉腫（側方の錐体後頭骨軟骨結合に生じる），浸潤性下垂体腺腫（正常下垂体が同定できない），髄膜腫（骨硬化やdural tail signを伴う），頭蓋底転移（T2強調像でさまざまな信号，硬膜への進展やdural tail signを有することもある）などがある．

浸潤性下垂体腺腫（invasive adenoma）（図2）

本稿ではmacroadenomaのうち浸潤性下垂体腺腫について述べるが，始めにmacroadenomaについて概説する．

下垂体macroadenomaは前葉を由来とする大きさ10mm以上の腫瘍である（40mm以上はgiant pituitary adenomaと呼称する）．頭蓋内腫瘍の10〜15%を占め，20〜40歳代に好発する[10]．

性差はさまざまであるが，プロラクチン（prolactin；PRL）産生腫瘍は女性に多い．症状は内分泌異常，視野障害（両耳側半盲）などがある．腫瘍の主な進展方向が下方の場合は，視交叉圧排の頻度が低く，視野障害の症状に乏しい．このため腫瘍が大きくなるまで発見されにくい．周囲組織への浸潤がある場合，浸潤性下垂体腺腫と呼称される．海綿静脈洞，斜台，蝶形骨などに浸潤するが，斜台など頭蓋底方向への浸潤はまれである．Chenら[11]はmacroadenoma 390症例のうち，外科的に斜台浸潤を証明しえたのは32例（8.21%）としている．斜台浸潤の有無と最も相関がある因子は性別（女性），次いで腫瘍のサイズである（浸潤あり：16.45±22.18cm³，浸潤なし：4.94±6.18cm³）[3]．

一方，成長ホルモン（growth hormone；GH）産生腫瘍の場合は，サイズと浸潤に相関はないという報告もある[12]．このほか，組織がnull-cell adenomaであることも斜台浸潤の因子である[11]．GH産生腫瘍は，GHの有するさまざまな作用により下方に浸潤する傾向にある[13]．一方，PRL産生腫瘍は頭蓋底のほか，海綿静脈洞への浸潤も多い[12]．

画像所見としては，CTで蝶形骨洞や斜台上部に骨皮質欠損や骨梁の吸収値低下[11]，破壊性変化があり[10]，腫瘍内に破壊された骨片を認める[14]．浸潤性のgiant pituitary adenomaは内部に大きな囊胞（大きさ1cm以上）を有することが多い[15]．海綿静脈洞への浸潤は，MRIのT1強調冠状断像，あるいは造影T1強調冠状断像で腺腫が内頸動脈の67%以上を取り囲む，腺腫の内頸動脈内下方の海綿静脈洞（carotid venous sulcus compartment）への進展がある，腺腫の外側縁が内頸動脈サイフォン部外壁の外側を越える場合に浸潤ありと判断する[16]．

以下，macroadenomaの典型的な画像所見を述べる．CTでは灰白質と同等の吸収値で，均一で中等度の造影効果を呈し，内部に囊胞や壊死，出血を認めることがある．MRIではT1・T2強調像で灰白質と等信号を示し，T1強調像で下垂体後葉高信号の偏

図2 浸潤性下垂体腺腫

60歳代，女性。後頭部痛精査目的で施行された副鼻腔CTで，偶然トルコ鞍部腫瘍を指摘された。

a：骨条件CT矢状断像
トルコ鞍は著明に拡大し，底部骨壁は不明瞭で（⇑），後方では斜台にも破壊性変化が生じている（▲）。

b：T2強調矢状断像，c：T1強調矢状断像，d：造影T1強調矢状断像，
e：同冠状断像

T2強調像では軽度高信号主体で一部明らかな高信号と低信号が混在し，T1強調像では低信号主体で一部淡い高信号が見られる（↑）。T1強調像では下垂体後葉の引き伸ばされた線状高信号を認める（▲）。造影後は不均一な増強効果を有する（↑）。下垂体の正常部分は著明に引き伸ばされている（⇑）。右優位に両側海綿静脈洞内下方に腫瘍の進展を認める（△）。

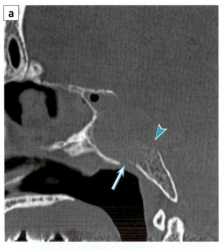

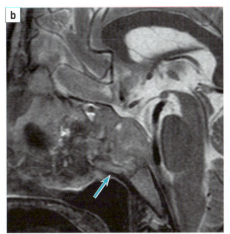

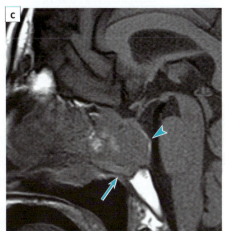

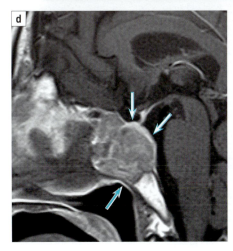

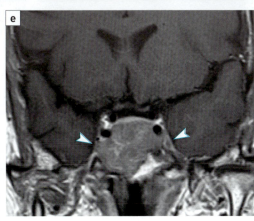

位や不明瞭化がみられる。造影後は均一な強い増強効果を示す。GH産生腫瘍はPRL産生腫瘍や非機能性腺腫に比し，T2強調像の信号が低い傾向にある[12,13]。

　治療は外科的切除が第一で，その他定位放射線治療，内分泌治療などがある。斜台浸潤がある症例は術後合併症や再発が高率に起こる[11]。

🔍 **鑑別疾患**

　鑑別は髄膜腫（正常下垂体は同定可能），脊索腫，軟骨腫，軟骨肉腫（これらはT2強調像で高信号を示す），頭蓋咽頭腫（内部石灰化が多い，辺縁に増強効果や結節状増

鑑別疾患

強効果を有する)，悪性腫瘍の頭蓋底転移(下垂体と腫瘍との境界は比較的保たれている)などがある。

頭蓋底転移(skull-base metastasis)(図3)

診断のPoint

頭蓋底転移は担癌患者の4%に発症する。原発巣は乳癌，肺癌，前立腺癌が多い。その他結腸癌，腎癌，甲状腺癌，悪性リンパ腫，悪性黒色腫，神経芽細胞腫などでもみられる。多くは病期が進行した段階(すでに他部位への骨転移が生じているなど)で起こるが，頭蓋底転移が初発症状で発見される症例も少なからずある[17]。原発巣の診断から頭蓋底転移の診断に至るまでの平均期間は，肺癌で9カ月，前立腺癌で26カ月，乳癌で71カ月である[18]。

転移経路の多くは血行性である。前立腺癌の場合，骨盤内と交通を有するBatson静脈叢(静脈弁をもたない)を静脈血が逆流し，硬膜外，硬膜静脈を介し頭蓋底転移に至る経路もある。

初期には無症状であるが，転移増大に伴い疼痛や脳神経麻痺をきたす。担癌患者が頭部や顔面の疼痛を訴える場合，頭蓋底転移も鑑別に挙げるべきである[17]。疼痛などの臨床症状の程度と病変の大きさとは必ずしも関連しない。転移の範囲は1つの骨に限局する場合や，縫合を越え複数の骨に進展する場合もある。いずれの場合も骨内に限局するものより，硬膜や頭皮など骨外へと進展するものが多く，有症状例は脳神経症状が多い[18]。神経症状の内訳は頻度の高い順に複視，三叉神経症状，舌下神経障害，顔面神経麻痺である。

有用なモダリティ

画像の特徴

画像所見は，骨条件CTで溶骨性変化を認める。前立腺癌や扁平上皮癌では骨硬化性変化をきたす[19]。卵円孔，正円孔，舌下神経管など脳神経の通過する孔や，頸動脈管，頸静脈孔への浸潤の評価には1〜2mmの薄いスライス厚の画像が役立つ。

骨シンチグラフィは頭蓋底転移の3〜5割を検出しうるが，溶骨性変化のみの転移性病変(骨のリモデリングに乏しい病変)の検出には劣る。

有用なモダリティ

画像の特徴

MRIは頭蓋底転移の検出に優れる[17,18]。T1強調像で正常骨髄の高信号に比し低信号，T2強調像でさまざまな信号を示す。脂肪抑制造影T1強調像では種々の程度の増強効果を呈する。造影の際は脂肪抑制併用により正常の脂肪髄の信号を抑制でき，腫瘍自体の増強効果をより正確にとらえることが可能である。また，造影にて硬膜への進展(硬膜肥厚)，海綿静脈洞への進展(海綿静脈洞拡大および同部の増強効果減弱)，脳神経への浸潤の詳細評価も可能である。

鑑別疾患

鑑別は多発性骨髄腫(CTで辺縁に硬化性変化を伴わない溶骨性病変，造影で均一な増強効果)，悪性リンパ腫(灰白質と比しT1強調像で等信号，T2強調像で高信号，造影にて均一な増強効果)，術後変化などが挙げられる。

治療は放射線治療が第一選択であり，その他化学療法，内分泌療法，外科的切除などがある。

図3 頭蓋底転移

60歳代，男性。前立腺癌の既往あり。嗄声，舌運動制限出現。

a，b：骨条件CT

斜台に不均一な硬化性変化を認め（↑），斜台右側・右舌下神経管（△）および後頭骨右外側部では硬化性変化（▲）と破壊性変化（⇧）が混在している。右頸静脈孔（＊）にも破壊性変化が及んでいる。

c：T2強調像，d：T1強調像，e：脂肪抑制造影T1強調像

斜台から後頭骨右外側部にかけてT1・T2強調像ともに低信号主体の腫瘤性病変を認める（c，dの↑）。脂肪抑制造影T1強調像で不均一な増強効果を示し（eの↑）右頸静脈孔方向に進展している（△）。T2強調像で右S状静脈洞および右頸静脈孔は高信号を示し（⇧），脂肪抑制造影T1強調像（3D-GRE法）にて内部に造影欠損を認め（▲），静脈洞内血栓と思われる。

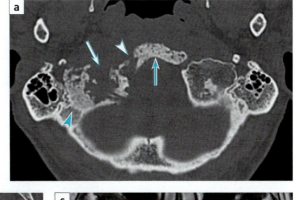
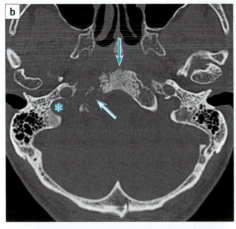
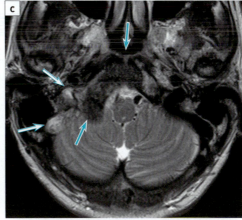
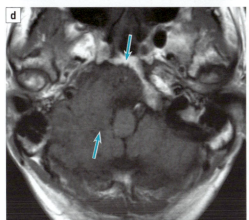
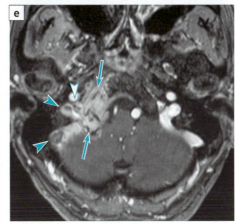

泡状外脊索症（ecchordosis physaliphora）（図4）

診断のPoint

泡状外脊索症（EP）は，脊索遺残由来と考えられる小さなゼラチン様の組織で，鞍背から仙尾椎までの正中線上に発生する（85.7〜100％）[20〜22]。大きさは1.4mmから[23]，大きいものでは1.8cmに及ぶものもある[22]。斜台後方に存在する場合，Dorello管レベルに多く（82.1〜85.7％），硬膜外に存在することが多い（75〜94.5％）。硬膜内やくも膜下腔に存在する場合は，斜台との間に骨性の茎がしばしば観察される[22]。

剖検例の2％に脊索遺残が，0.5〜5％にEPが報告されている[24]。頭部MRI 300症例を後方視的に検索した結果，5例（1.7％）でEPが発見されている[25]。このほか，画像診断にてEPは0.76〜8％で見られるという報告もある。数値に開きがあるが，頻度が高

図4 泡状外脊索症

50歳代，男性。疲労時に複視あり（病変と外転神経とは離れており，本主訴との関連は不明）。

a：軟部条件CT矢状断像
斜台背側から橋前槽に，脳脊髄液と同等の吸収値を示す占拠性病変がある（↑）。

b：骨条件CT矢状断像
骨条件にて斜台に境界明瞭な骨侵食像を認める（↑）。

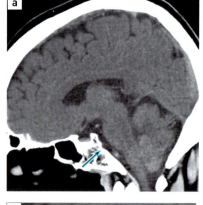
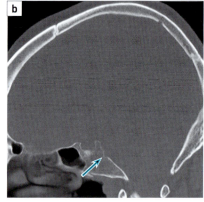
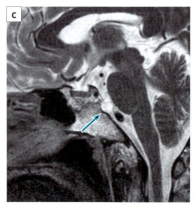
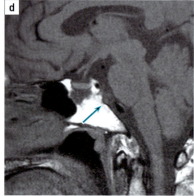
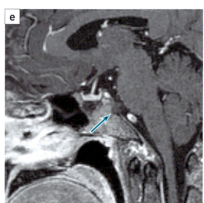

c：T2強調矢状断像，d：T1強調矢状断像
斜台背側から橋前槽に，脳脊髄液と同等の吸収値を示す占拠性病変がある（↑）。

e：造影T1強調矢状断像
明らかな増強効果は認めない（↑）。

診断のPoint

い理由の一因として，CTやMRI装置の高分解能化が考えられる[22]。

多くは無症状であり，外科的治療の必要はない。頭痛，眩暈などの有症状例はごくまれである。症状出現の原因としては，EP自体のmass effect，EP周囲の出血，脳脊髄液漏出（髄液鼻漏）がある[26,27]。

EPと脊索腫はともに異所性遺残脊索に由来し，担空胞細胞（physaliphorous cells）を含むため，EPは脊索腫と病理学的に誤診されうる。EPは脊索腫に比し，細胞密度が低い，多形性に乏しい，分裂像が欠如している，MIB-1インデックスが低い，などの判定基準があるが，これらはオーバーラップする場合もあり，必ずしも決定的とはならない[22]。脊索腫がEPの前駆病変であるかは議論の残るところである[22]。また後述のようにEPは多彩な画像所見を示しうる。EPの確実な診断には長期にわたる経過観察が必要である。不要な手術を行わないためにも，画像診断の役割は大きいといえる。

軟部条件CTでは，脳脊髄液と同等の吸収値を示し，指摘困難である。造影で明らかな造影効果は認めない。骨条件CTでは，硬膜内成分に，蝶形骨底部と連続するさまざまな形態の骨性の茎を認める（9.7〜40％）[22]。これは高分解能かつスライス厚の薄いCTで明瞭に描出され，MRIのT1強調像では低信号を示す。斜台に，辺縁に硬化縁を有する境界明瞭な骨侵食像を認めることもある[27]。MRIのT1強調像では，多くの硬膜内成分は脳脊髄液と同等の信号を示す。斜台内成分が存在する場合は，周囲の正常骨髄に比し低信号を示す。T2強調像では多くは均一な高信号を呈するが，辺縁や内部に低信号域を有するものもある[22]。また，T2強調像で斜台から背側に突出する低信号の

有用なモダリティ

画像の特徴

構造(EP bud[23], spur-like bud[22])のみが見られることがあり、これは骨性茎の初期形態の可能性がある[22]。Steady-state free precession (SSFP)系のMRI高分解能像(T2/T1コントラストで、造影にて増強効果が見られる)では、T1強調像やT2強調像では指摘しえなかった病変を検出できる[23]。Chiharaらは、SSFP系のシーケンスであるFIESTAで、斜台背側表面に高信号の突出物がある症例をclassical EP、それ以外をpossible EPと定義した。さらに、possible EPを斜台から突出する低信号の構造"EP bud"と、斜台内にのみ高信号病変が見られる症例"EP variant"に分類した。その結果、classic EP(78症例のうち17例)に比しpossible EP(78症例のうち61例)のほうが多く、過去に報告された「典型的な」画像所見を示す症例は少ない傾向にあった[23]。ただしEP variantに関しては、近年提唱されている良性脊索細胞腫である可能性も残る。FIESTAに造影を併用することにより、EP bud(これ自体は増強されない)周囲の橋静脈叢が増強され、結果としてEP budの描出が向上したとの報告もある[28]。拡散強調像でEPはしばしば高信号を示す。造影剤による増強効果は認めず、脊索腫との鑑別になる[27]。

鑑別には脊索腫(有症状にて発見される[22]、典型的には硬膜外に存在、骨破壊性増殖をし、増強効果を有する)、良性脊索細胞腫(骨内病変であり骨外への進展は認めない[23]、軽度の骨硬化性変化を示す[28])、類皮腫・類表皮腫(骨性の茎や硬膜内成分をもたない、斜台近傍の病変はまれ)、くも膜嚢胞(脳脊髄液と同等の濃度・信号を示す、斜台近傍の病変はまれ)、頭蓋底転移(多発病変、増強効果を有する、硬膜内病変はあまり見られない)などが挙げられる[27]。

軟骨肉腫(図5)

頭蓋底軟骨肉腫の起源はいまだ判然としないが、軟骨結合由来、胎児性軟骨遺残由来などと考えられている。多くは孤発性の発症であり危険因子は知られていないが、多発性内軟骨腫症(Ollier病やMaffucci症候群)に合併しうる[29,30]。頭蓋内腫瘍の0.16%[29]、頭蓋底腫瘍の6%[30]を占める。頭蓋骨の軟骨肉腫の75%が頭蓋底に生じる[30]。10〜80歳代に見られ、40〜70歳代に多い。平均は40歳代で性差はほぼない[29]。部位は、2/3は錐体後頭裂(petro-occipital fissure)に、1/3は蝶形骨底部前方に発生する。通常単発性であるが、多発することもある。大きさはさまざまであるが、通常3cm以上である[30]。肉眼的に分葉状、ゼラチン状で灰色から紫色の色調を示し、棘状の石灰化を伴う[29]。

病理学的に通常型、淡明細胞型、間葉型、脱分化型に分類される。また細胞密度、多形性、分裂像、多核細胞の程度でlow grade(grade Ⅰ)からhigh grade(grade Ⅲ)まで分類され、予後と関連する。通常型はgrade Ⅰに分類され、やや高齢者(60〜70歳代)に多い傾向にある。無痛性で発育速度は遅く、局所の浸潤は見られるが遠隔転移はまれである。high grade(grade Ⅲ)は若年者(20〜40歳代)に多く、骨や肺にしばしば転移する[29]。頭蓋底軟骨肉腫200症例のうち、grade Ⅰが50.5%、grade Ⅱが21%で、grade ⅠとⅡが混在したものが28.5%、grade Ⅲは0%という報告がある[31]。Low gradeの割合が多いことは、予後がよいことに関連している。症状は外転神経麻痺、頭痛が多い。動眼神経麻痺や三叉神経障害、顔面神経麻痺、聴神経障害が見られることもある。無症状で偶然発見される場合もある[29]。

画像上、境界明瞭な分葉状の形態で、単純CTで軟部組織は等〜高吸収を示し、造影にてさまざまな程度の不均一な造影効果を呈する[29,30]。骨条件CTにて、50%に軟骨

図5 軟骨肉腫
50歳代，男性。左外転神経麻痺。
a：軟部条件CT，b：骨条件CT
左錐体後頭裂から錐体尖部を中心に骨破壊性病変を認め(a, bの⇕)，破壊性変化は左頸静脈孔にも及んでいる(bの▲)。内部の吸収値は脳実質に比し低吸収を示し，内部に小さな石灰化を有している(bの↑)(蝶形骨洞内の軟部濃度は，炎症による所見である)。
c：T2強調冠状断像，
d：T1強調冠状断像，
e：脂肪抑制T1強調冠状断像，
f：脂肪抑制T1強調像
境界明瞭な分葉状腫瘤で，T2強調像で高信号，T1強調像で低信号を示し，やや不均一な増強効果を有する(↑)。

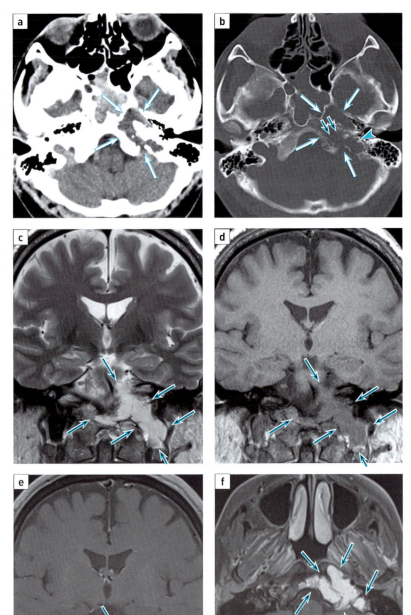

 画像の特徴

基質の石灰化(弧状あるいはリング状)を認め，半数未満に骨破壊が見られる。MRIのT1強調像で灰白質に比し低〜中等度の信号を示す。低信号の部位は，疎な石灰化基質や線維軟骨成分を反映している可能性がある。T2強調像やSTIR像で高信号を示す。造影後は不均一な増強効果を呈し，渦状や蜂巣状の線状増強効果を認めることもある。low gradeの場合，増強効果は強くない[29]。病変辺縁の描出向上に，造影時は脂肪抑制併用が勧められる。多方向での撮像は軟骨基質や骨破壊の性状評価に適している[30]。血管撮

有用なモダリティ

影における血流は乏しい[32]。FDG-PETでは，high gradeの病変はSUV上昇を示す[33]。

治療は根治的切除および術後放射線治療が有用であるが，神経や血管など重要構造物が隣接するため完全切除は多くの場合困難である。予後は発見時の進展の程度，組織型，転移の有無，完全切除が施行されたかによる[30]。完全あるいはほぼ完全に切除できた場合，5年間での疾患特異的生存率は85～100%である[29]。

鑑別疾患

鑑別は脊索腫（骨破壊性，斜台［正中構造］に存在，軟骨肉腫に比しADC値が高い，低分化型脊索腫はT2強調像で有意に低信号を示す[34]），髄膜腫（内部石灰化は軟骨肉腫に似る，骨硬化がある，T2強調像で低信号，造影後"dural tail sign"が見られる），頭蓋底転移（骨破壊性，浸潤性である），形質細胞腫（斜台［正中構造］に見られる，T2強調像で低～中等度の信号を示す），錐体尖部真珠腫（膨張性発育を示す，増強効果を認めない）などが挙げられる[30]。

線維性骨異形成症（fibrous dysplasia；FD）（図6）

線維性骨異形成症（FD）は骨芽細胞の脱分化，および成熟障害により，線維組織と未熟な線維性骨（woven bone）で正常海綿骨が進行性に置換される骨の発育障害である[35]。

2017年のWHO組織分類で，線維骨性ならびに骨軟骨腫様病変に分類された。骨腫瘍全体の3%を占め[36]，1～2人/3万人の頻度で発症する[37]。20番染色体長腕に位置する*GNAS 1*遺伝子の突然変異による。色調は黄色～白色で，線維成分と骨成分の割合によりさまざまな硬度を示す[35]。

臨床病型は，単骨性（monostotic FD；70%），多骨性（polyostotic FD；25%），McCune-Albright症候群（MAS；3～5%，皮膚色素沈着［カフェオレ斑］，性早熟などの内分泌異常を伴う）の3型に分類される[35]。

診断のPoint

好発年齢は，ほぼ30歳以下で男女比は1：2である。多骨性FDを合併する症候群として，Mazabraud症候群（筋肉内粘液腫を合併する，FDの肉腫化のリスクが高い[38]）がある。単骨性は比較的若年者に多く，70%は30歳未満である。頭蓋底や顔面骨病変は25%で見られ，上・下顎骨が多く，次いで前頭骨，篩骨・蝶形骨，側頭骨の順である。多くは思春期以降に病変の進行が止まり，予後は良好である。多骨性は離れた2部位以上に病変が見られ，頭蓋底・顔面病変は50%で見られる。若年者に多く，平均年齢は8歳である。10歳までに，顔面非対称を含めなんらかの症状を認める。生命予後は良好であるが，30歳代以降も病変は増大する。MASは片側性，多骨性で，より早期に多部位が罹患する[35]。症状は，病変の局在によりさまざまである。側頭骨病変では頭痛が最多で，聴力低下（伝音性＞感音性＞混合性），平衡障害，耳鳴と続く。無症状例も半数程度見られる[39]。眼窩病変では眼球突出や視神経障害，鼻副鼻腔病変では排泄障害や粘液瘤が生じる。斜台病変では頭痛が最多という報告がある[40]。頭蓋底病変では頸静脈孔狭小化もきたしうる。悪性転化（骨肉腫が最多）は0.5%未満とまれである。多骨性で起こりやすい[38]。

積極的外科的治療は勧められないが，疼痛，機能障害，顔面変形が見られる場合，悪性転化の場合は外科的治療が行われる。数年以内に20～30%で再発する[38]。放射線治療は，悪性転化のリスクがあるため通常行われない。ビスホスホネートは疼痛や骨折に有効である[35]。

図6 線維性骨異形成症

a, b：10歳代後半，女性。線維性骨異形成症の診断でフォロー中。

a：骨条件CT
蝶形骨，右上顎骨にびまん性すりガラス状濃度上昇を認め，軽度の膨隆性変化を伴っている（⇧）。右正円孔（⬆），右下眼窩裂（▲）は保たれている。

b：骨シンチグラフィ（前面像）
病変部に一致して集積亢進を認める。

c：10歳代，女子。学校検診で左眼突出を指摘された。

骨条件CT
左前頭骨に膨隆性変化を認める（⇧）。内部はすりガラス状濃度が主体で，一部に小嚢胞構造を認める（⬆）。

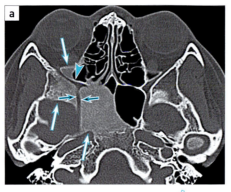
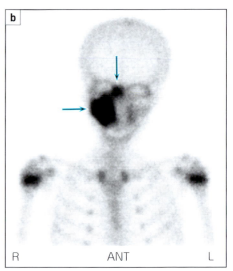
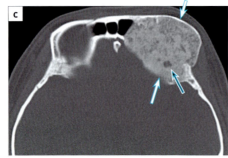

画像所見は当初X線写真に基づきcystic variety, pagetoid or ground-glass pattern, sclerotic lesionに分類された[41]。これらはCT所見とも一致する[42]。また，この順に病変の活動性が高い[38]。

- **有用なモダリティ**
- **画像の特徴**

骨条件CTでcystic FD（25％）は辺縁に薄い硬化性変化をもち，中心部はX線透亮性を有する。pagetoid（mixed）pattern（50％）はX線不透亮性の部分と透亮性の部分が混在，sclerotic FD（25％）はすりガラス状濃度（ground-glass）を示す。軟部条件CTでは，線維成分と骨成分の割合でさまざまな所見を示す。膨張性発育を呈し，正常部と病変部の境界は明瞭である。造影効果の評価は，X線透亮性がある領域以外での評価は困難である。

MRIのT1強調像では膨張性の形態を呈し，骨化部分，線維成分を反映して低信号を示す[35]。島状に脂肪髄が介在していることも多い[38]。T2強調像では骨化あるいは線維成分は低信号を示し，活動性病変ではしばしば不均一な信号を呈する。造影後に，rim状やびまん性増強効果などさまざまな増強効果を示し，線維性の部分では著明な増強効果を呈する。増強効果を有さない病変もある[35]。動脈瘤様骨嚢胞の変化（aneurysmal bone cyst change）により，液面形成を伴うことがあり[43]，動脈瘤性骨嚢腫は頭蓋底FDの24％に合併したという報告がある[44]。

- **画像の特徴**

骨シンチグラフィでは非特異的集積を示し，多骨性，四肢病変の広がり評価に鋭敏である[35,38]。

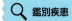
鑑別疾患

　鑑別疾患はPaget病(FDに比し好発年齢が高い，顔面骨より側頭骨や頭蓋冠が侵されやすい，より粗で不均一な骨構造を示すが，FDのpagetoid patternとは画像が類似し鑑別困難[35,38])，骨化性線維腫(cystic FDに類似するが，より腫瘤様，限局性の形態を示す)，髄膜腫(intraosseous meningiomaはFDに類似する。造影にて著明な板状増強効果を認める)，頭蓋底転移(硬化性変化と溶骨性変化が混在する場合はFDに類似する)，軟骨肉腫(錐体後頭裂に好発，内部に弓状やリング状石灰化を有する，T2強調像で高信号)，巨細胞腫(slcerotic FDに類似する，ヘモジデリン沈着を反映しT2強調像で低信号，FDに比し増強効果が強い)などがある[35]。

endolymphatic sac tumor (ELST)

　内リンパ嚢*1・内リンパ上皮由来のlow-grade adenocarcinomaで[45]，現在までに約200例の報告がある。発育速度は緩徐であるが，局所浸潤性は強い。肉眼的にはポリープ状の形態で，光学顕微鏡で乳頭状構築と腺管状構築が見られる。免疫染色では，サイトケラチンとビメンチンが陽性となる[46]。多くは孤発性であるが，von Hippel-Lindau (VHL)病*2に合併することがある(3.6%[47])。孤発性には性差はないが，VHL病合併例は女性に多く，男女比は1:2である[46]。孤発性は50歳代，VHL病合併例は30歳代に好発する。VHL病合併例の30%で，両側性にELSTが見られる[48]。また，両側性のELSTはVHL病のみに見られる[49]。孤発性ELSTと診断された症例の39%で*VHL*遺伝子異常を認めたという報告があり，一見孤発性であっても，背景にVHL病が存在している可能性がある。VHL病による初発の腫瘍としてELSTが発症する場合もある(32%)[47]。

診断のPoint

　症状は，進行性の感音性難聴が最多である(86～100%)。腫瘍の直接浸潤および内リンパ浮腫の増悪により，症状は進行性となる。腫瘍増大により内リンパ液の吸収障害が生じ，また，過剰な内リンパ液産生も起こり，二次性のリンパ水腫をきたすと推察される[46]。急性の感音性難聴を示す症例は，合併する迷路出血が関連する[49]。その他，感音性難聴に合併して耳鳴(71～89%)，眩暈(70%)，耳閉塞感(37%)も見られ，これらの症状はMénière病に類似する。このためELSTとの診断が遅れる場合があり，Ménière病様症状が見られる場合は画像によるELSTの除外が重要である。

用語アラカルト

*1　内リンパ嚢

膜迷路の一部，内リンパ管の盲端であり，錐体骨後面の硬膜下腔に存在する[a]。内部は内リンパ液(細胞内液に類似した組成)で満たされており，外との交通はない。主な役割は内リンパ液の吸収である。1層の上皮より構成され，上皮直下には豊富な血管網を有する。内リンパ嚢上皮は，サイトケラチン(上皮細胞のマーカー)とビメンチン(間葉系細胞のマーカー)が共存することが特徴的である[b]。

a) 尾尻博也：b. 膜迷路，5 内耳，A 臨床解剖，11章 側頭骨，頭頸部の臨床画像診断学，改訂第3版，尾尻博也編・著，南江堂，東京，2016，p580-581．
b) 高橋光明ほか：内リンパ嚢腫瘍例．耳鼻臨床，95：685-689，2002．

*2　von Hippel-Lindau (VHL)病

常染色体優性遺伝の全身性疾患で，39,000人に1人の割合で発症する。3番染色体短腕に位置する*VHL*遺伝子(腫瘍抑制因子であるpVHLをコードする)異常がある。VHL病ではELSTのほか，小脳血管芽腫，網膜血管腫，腎細胞癌，褐色細胞腫などを認める[46]。

また，病変の増大に伴い顔面神経麻痺を発症する場合がある（5〜33％）。三叉神経障害や舌咽神経障害の報告もある[46]。病変の局在上，後方への進展が多く，増大した場合は脳幹を圧排し頭痛をきたす。側方への進展では中耳炎類似症状や耳管閉塞をきたす。症状発現から診断までは6カ月〜18年（平均9年）である[50]が，最長23年という報告もある[51]。病期はgrade Ⅰ〜Ⅳまであり，grade Ⅰ；側頭骨，中耳±外耳道に限局，grade Ⅱ；後頭蓋窩に進展，grade Ⅲ；後頭蓋窩および中頭蓋窩に進展，grade Ⅳ；頭蓋冠±蝶形骨翼に進展，と定義される[52]。

　VHL病合併症例は孤発例に比し診断時のgradeが低い傾向にあるが，これは，VHL病に合併する小脳血管芽腫のスクリーニング目的に，定期的に頭部MRIを撮像しているためと考えられる。血行性遠隔転移の報告はないが，脊柱管内へのdrop metastasisの報告がある。死亡例は，頭蓋内進展による血管障害での報告がある[46]。

　治療は切除であり，完全切除された場合の予後は良好である。病変が大きい場合は，術前に塞栓術が施行される。切除不能病変には放射線治療が行われる。治療後長期間経過した後に再発する可能性もあるので，画像による経過観察が勧められる[48]。

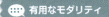

　迷路後方，前庭水管を中心として存在することが特徴的であるが[49]，発症早期では画像でとらえられない可能性がある。

　骨条件CTでは浸潤性の骨破壊性病変であり，中心部に棘状の腫瘍内石灰化を伴う。また，腫瘍後縁に沿って薄い石灰化rimが見られる。病変が小さい場合，前庭水管の拡張のみしかとらえられないことがある[53]。非造影CTで迷路内に高吸収域が見られる場合，迷路内出血あるいは極小さな腫瘍を見ている可能性がある[46]。通常，S状静脈洞や頸静脈孔は保たれ[50,54]，傍神経節腫との鑑別となる。

　MRIのT1強調像では80％で内部に巣状高信号域を認め，出血，遅い血流，蛋白成分，cholesterol cleftを反映しているとされる。これら高信号域は，大きさ3cm以下の病変では辺縁に，それ以上の大きさの病変では内部のあらゆる部位に見られる。T2強調像では不均一な高信号を示す。富血流性の病変であり，大きさが2cmを超える腫瘍ではflow voidsが見られる。造影後は不均一な増強効果を示す。また，造影後遅延相でのFLAIR像（造影剤注入後6〜12時間後に撮像）では，ELSTに起因する内リンパ水腫を"filling defect"として描出可能，という報告がある[55]。

　血管撮影では，傍神経節腫のような被膜は見られず，辺縁不整，不明瞭で中心部に強い染まりを認める[54]。大きさが3cmより小さな腫瘍では外頸動脈の分枝より，3cmを超える腫瘍では外頸動脈分枝に加え内頸動脈分枝からも栄養される[48]。このほか，上下小脳動脈の関与も指摘されている[56]。

　鑑別は錐体尖部コレステリン肉芽腫（CTで辺縁平滑な膨隆性病変，MRIではT1強調像，T2強調像ともに高信号），頸静脈孔傍神経節腫（CTで浸潤性・破壊性，虫食い状の骨病変で内部棘状構造は伴わない，MRIではT1強調像での内部巣状高信号はまれ，T2強調像で著明なflow voidsを有する），頸静脈孔神経鞘腫（頸静脈孔の辺縁平滑な拡大を認め，造影MRIで均一な増強効果を示し壁内に囊胞を有する），頸静脈孔髄膜腫（CTで波状の辺縁±骨過形成±浸潤性硬化性変化を示し，MRIのT2強調像では均一な信号低下，造影で均一な増強効果，dural tail signを有する）などがある[48]。

骨巨細胞腫(図7)

診断のPoint

破骨細胞由来と推測される腫瘍で，良性であるが局所浸潤性の強い腫瘍である。原発性骨腫瘍の3～7%を占める[57]。紡錘形細胞，円形または卵円形の単核細胞，破骨細胞様多核巨細胞から構成され[58]，しばしば出血やヘモジデリンを伴う[59]。肉眼的には主に灰色～黄色・茶色を示す[60]。膝関節周囲や橈骨遠位端などの長幹骨骨端に好発し，腫脹，疼痛を主訴とする。頭蓋底発生はまれ(2%未満[61])で，長幹骨と同様の内軟骨性骨化を示す蝶形骨や側頭骨の病変が多く，合わせて頭蓋底病変の約90%を占める。頭蓋底病変は112例の報告がある[57]。20～40歳代に好発し，やや女性に多い(男女比は3：2)[60]。大きさはさまざまであるが，多くは3cm未満である[59]。

症状は頭痛が最も多く，その他は病変の局在に起因する。蝶形骨病変では複視，外眼筋麻痺，側頭骨病変では耳痛，聴力低下，顔面神経麻痺，顎関節障害などが見られる[59]。まれに肺への血行性転移があるが(2～3%)，転移先の肺では良性病変として振る舞い，悪性化はまれである[60]。

治療は摘出術が第一である[57]。硬膜，脳実質に浸潤した病変でも完全切除された場合は予後良好だが，頭蓋底病変は完全切除困難である。完全切除後の再発率は8.8%，部分切除後の再発率は32.3%である[61]。放射線治療は完全切除困難例に推奨される。放射線治療後に悪性転化(sarcomatous transformation)が生じることがあるがまれである[59]。骨破壊，浸潤性病変に関与する破骨細胞様巨細胞にはreceptor activator of nuclear factor-κB(RANK)が偏在性に発現しており，近年ではRANK ligand(RANKL)*3阻害薬である，ヒト型モノクローナル抗体(デノスマブ)の有用性も報告されている[60]。

画像の特徴

骨皮質を越えて膨張性の発育形態を示す。CTでは多彩な吸収値を示し，高吸収の隔壁や点状構造を有する。腫瘍内の断片状構造は残存した骨を反映している。腫瘍辺縁には骨再構築石灰化があり，腫瘍内囊胞変性も見られる。骨破壊が見られる部位では"soap bubble appearance"を示す場合もあるが，この所見は動脈瘤様骨囊腫でも見られる[62]。骨条件CTでは病変辺縁の骨離開が見られる[59]。MRIでは不整形，辺縁明瞭な腫瘤として描出され，T1強調像，T2強調像ともに灰白質に比し等～高信号が混在する。T1強調像で低信号rimがしばしば見られる[59]。T2強調像での低信号は側頭骨病変の辺縁で目立ち，ヘモジデリン沈着や仮骨を反映している[57]。ヘモジデリン沈着の評価には，T2*強調像や磁化率強調像も有用である。造影後は不均一な増強効果を有するが[63]，均一な場合もある[57]。

鑑別疾患

鑑別診断として，巨細胞修復性肉芽腫(ヘモジデリン沈着や線維性間質，反応性骨形成が目立ち，これらを反映してT2強調像で著明な低信号を示す)，動脈瘤様骨囊腫(囊胞内容はT1強調像で低～中間信号，T2強調像で高信号を示し，液面形成が見られる)，褐色腫(副鼻腔病変を合併する)，骨肉腫(病変の辺縁や内部に不整な骨化を有する)が挙げられる。

図7 側頭骨巨細胞腫

60歳代，男性。眩暈。人間ドックのMRIで異常を指摘されるも，放置していた。

a：軟部条件CT，b：骨条件CT

右側頭骨鱗部に，膨張性の発育形態を示す多房性囊胞性病変を認める（aの〇）。内部は低吸収で，隔壁はやや高吸収を示す。骨条件にて骨壁は菲薄化し，内部に残存する骨片を複数認める（bの↑）。

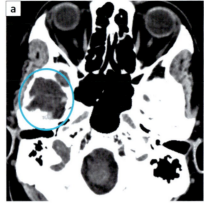
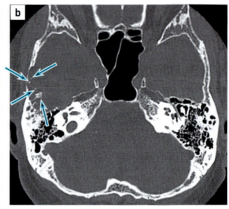
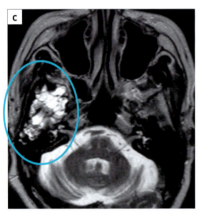
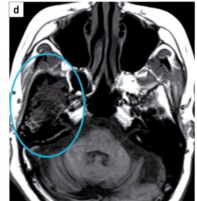
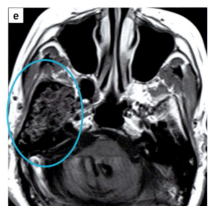

c：T2強調像

囊胞（〇）内容は高信号優位で一部淡い低信号〜低信号を呈し，内部隔壁様構造は低信号を示す。

d：T1強調像

囊胞（〇）内容は軽度低信号を示し，内部隔壁様構造は淡い高信号を示す。

e：造影T1強調像

囊胞（〇）の隔壁様構造や辺縁に増強効果を認める。

用語アラカルト

＊3　Receptor activator for nuclear factor-κB ligand（RANKL）

破骨細胞の形成，機能，および生存を司る必須の因子。破骨細胞および破骨細胞前駆細胞に発現するRANKL受容体（RANK）に結合し，破骨細胞による骨吸収を促進することで骨破壊を誘導する[c]。

c）和田梯司：がん転移におけるRANKL阻害。日薬理誌，141：22-26, 2013.

文献

1) Stambuk HE : Chordoma, clivus, section 1 skull base lesions, part V skull base. Diagnostic Imaging Head and neck, 2nd ed. Harnsberger HR, et al, eds. Amirsys, Salt Lake City, 2011, pV-1-12-V-1-15.

2) George B, et al : Chordomas : A review. Neurosurg Clin N Am, 26 : 437-452, 2015.

3) McMaster ML, et al : Chordoma : incidence and survival patterns in the United States, 1973-1995. Cancer Causes Control, 12 : 1-11, 2001.

4) Frankl J, et al : Chordoma dedifferentiation after proton beam therapy : a case report and review of the literature. J Med Case Rep, 10 : 280-285, 2016.

5) Tsutsumi S, et al : Skull base chondroid chordoma : atypical case manifesting as intratumoral hemorrhage and literature review. Clin Neuroradiol, 24 : 313-320, 2014.

6) Hanna SA, et al : Dedifferentiated chordoma : a report of four cases arising "de novo". J Bone Joint Surg, 90 : 652-656, 2008.

7) Sze G, et al : Chordomas : MR imaging. Radiology, 166 : 187-191, 1988.

8) Guler E, et al : The added value of diffusion magnetic resonance imaging in the diagnosis and posttreatment

evaluation of skull base chordomas. J Neurol Surg B Skull Base, 78：256-265, 2017.
9) Van Gompel JJ, et al：Chordoma and chondrosarcoma. Otolaryngol Clin N Am, 48：501-514, 2015.
10) Salzman KL, et al：Pituitary macroadenoma, neoplasms, section 2：Sella and pituitary. Diagnostic Imaging Brain, 3rd ed, Osborn AG, et al, eds. Elsevier, Philadelphia, 2016, p1040-1043.
11) Chen X, et al：Clival invasion on multi-detector CT in 390 pituitary macroadenomas：correlation with sex, subtype and ratses of operative complication and recurrence. AJNR Am J Neuroradiol, 32：785-789, 2011.
12) Lundin P, et al：MRI of pituitary macroadenomas with reference to hormonal activity. Neuroradiology, 34：43-51, 1992.
13) Hagiwara A, et al：Comparison of growth hormone-producing and non-growth hormone producing pituitary adenomas：imaging characteristics and pathologic correlation. Radiology, 228：533-538, 2003.
14) 桂　正樹：下垂体腺腫の頭蓋底進展, 2. 中頭蓋底, 第3章 頭蓋底・脳神経, まるわかり頭頸部の画像診断, 豊田圭子編・著. 学研メディカル秀潤社, 東京, 2015, p320-321.
15) Majos C, et al：Imaging of giant pituitary adenomas. Neuroradiology, 40：651-655, 1998.
16) Cottier JP, et al：Cavernous sinus invasion by pituitary adenoma：MR imaging. Radiology, 215：463-469, 2000.
17) Laigle-Donadey F, et al：Skull-base metastasis. J Neurooncol, 75：63-69, 2005.
18) Mitsuya K, et al：Metastatic skull tumors：MRI features and a new conventional classification. J Neurooncol, 104：239-245, 2011.
19) 苫米地牧子ほか：100 頭蓋骨転移（skull metastasis）, 8）骨腫瘍 第2章 脳腫瘍, 決定版 頭部画像診断パーフェクト, 土屋一洋ほか編・著. 羊土社, 東京, 2011, p216-217.
20) 苫米地牧子ほか：110 泡状外脊索症（ecchordosis physaliphora）, 8）骨腫瘍 第2章 脳腫瘍, 決定版 頭部画像診断パーフェクト, 土屋一洋ほか編・著. 羊土社, 東京, 2011, p236-237.
21) 吉岡直紀：ecchordosis physaliphora, 4 小脳橋角部・頭蓋底・頭蓋冠, よくわかる脳MRI, 第3版, 青木茂樹ほか編. 学研メディカル秀潤社, 東京, 2012, p210-211.
22) Park HH, et al：Ecchordosis physaliphora：typical and atypical radiologic findings. Neurosurg Rev, 40：87-94, 2017.
23) Chihara C, et al：Ecchordosis physaliphora and its variants：proposed new classification based on high-resolution fast MR imaging employing steady-state acquisition. Eur Radiol, 23：2854-2860, 2013.
24) Wolfe JT 3rd, et al："Intradural chordoma"or "giant ecchordosis physariphora"? Report of two cases. Clin Neuropathol, 6：98-103, 1987.
25) Mehnert F, et al：Retroclival ecchordosis physaliphora：MR imaging and review of the literature. AJNR Am J Neuroradiol, 25：1851-1855, 2004.
26) Ferguson C, et al：A case study of symptomatic retroclival ecchordosis physaliphora：CT and MR imaging. Can J Neurol Sci, 43：210-212, 2016.
27) Phillips CD：Ecchordosis Physaliphora. Clivus, section 1 skull base lesions, part V skull base. Diagnostic Imaging Head and Neck, 2nd ed, Harnsberger HR, et al, eds. Amirsys, Salt Lake City, 2011, pV-1-8-V-1-9.

28) Özgür A, et al：Ecchordosis physaliphora：Evaluation with precontrast and contrast enhanced fast imaging employing steady-state acquisition MR imaging based on proposed new classification. Clin Neuroradiol, 26：347-353, 2016.
29) Awad M, et al：Skull base chondrosarcoma. J Clin Neurosci, 24：1-5, 2016.
30) Cornelius R：Skull base chondrosarcoma. Diffuse or Multifocal Skull Base Disease, section 1 skull base lesions, part V skull base. Diagnostic Imaging Head and Neck, 2nd ed, Harnsberger HR, et al, eds. Amirsys, Salt Lake City, 2011, pV-1-90-V-1-93.
31) Rosenberg AE, et al：Chondrosarcoma of the base of the skull：a clinicopathologic study of 200 cases with emphasis on its distinction from chordoma. Am J Surg Path, 23：1370-1378, 1999.
32) Oghalai JS, et al：Skull base chondrosarcoma originating from the petroclival junction. Otol Neurotol, 26：1052-1060, 2005.
33) Lee FY, et al：Diagnostic value and limitations of fluorine-18 fluorodeoxyglucose positron emission tomography for cartilaginous tumors of bone. J Bone Joint Surg, 86-A：2677-2685, 2004.
34) Yeom KW, et al：Diffusion-weighted MRI：Distinction of skull base chordoma from chondrosarcoma. AJNR Am J Neuroradiol, 34：1056-1061, 2013.
35) Phillips CD：Skull base fibrous dysplasia. Diffuse or multifocal skull base disease, section 1 skull base lesions, part V skull base. Diagnostic Imaging Head and Neck, 2nd ed, Harnsberger HR, et al, eds. Amirsys, Salt Lake City, 2011, pV-1-60-V-1-63.
36) Sirvanci M, et al：Monostic fibrous dysplasia of the clivus：MRI and CT findings. Neuroradiology, 44：847-850, 2002.
37) Fibrous Dysplasia Foundation. How rare is fibrous dysplasia? Available at：https://www.fibrousdysplasia.org/disease-information/faqs/#12. Accessed April 17, 2014.
38) 森　墾：線維性骨異形成, 1. 頭蓋底・脳神経, 第3章 頭蓋底・脳神経, まるわかり頭頸部の画像診断, 豊田圭子編・著. 学研メディカル秀潤社, 東京, 2015, p337-338.
39) Frisch CD, et al：Fibrous dysplasia of the temporal bone：A review of 66 cases. Laryngoscope, 125：1438-1443, 2015.
40) Heman-Ackah SE, et al：Clival fibrous dysplasia：Case series and review of the literature. Ear Nose Throat J, 93：E4-E9, 2014.
41) Fries JW：The roentgen features of fibrous dysplasia of the skull and facial bones：a critical analysis of thirty-nine pathologically proven cases. AJR Am J Roentgenol, 77：71-88, 1957.
42) Chong VFH, et al：Fibrous dysplasia involving the base of the skull. AJR Am J Roentgenol, 178：717-720, 2002.
43) Haddad GF, et al：Concomitant fibrous dysplasia and aneurysmal bone cyst of the skull base：case report and review of the literature. Pediatr Neurosurg, 28：147-153, 1998.
44) Lustig LR, et al：Fibrous dysplasia involving the skull base and temporal bone. Arch Otolaryngol Head Neck Surg, 127：1239-1247, 2001.
45) Heffner DK：Low-grade adenocarcinoma of probable endolymphatic sac origin：a clinicopathologic study of 20

cases. Cancer, 64：2292-2302, 1989.
46) Wick CC, et al：Endolymphatic sac tumors. Otolaryngol Clin N Am, 48：317-330, 2015.
47) Bausch B, et al：Characterization of endolymphatic sac tumors and von Hippel-Lindau disease in the International Endolymphatic Sac Tumor Registry. Head Neck, 38：E673-679, 2016.
48) Stambuk HE：Endolymphatic sac tumor. Benign and Malignant Tumors, section 4 inner ear, part VI temporal bone and CPA-IAC. Diagnostic Imaging Head and Neck, 2nd ed, Harnsberger HR, et al, eds. Amirsys, Salt Lake City, 2011, pVI-4-48-VI-4-49.
49) 小玉隆男：endolymphatic sac tumor（ELST）, 10. 側頭骨領域の腫瘍性病変, 第1章 聴覚・平衡感覚, まるわかり頭頸部の画像診断, 豊田圭子編・著. 学研メディカル秀潤社, 東京, 2015, p134-135.
50) Mukherji SK, et al：Papillary endolymphatic sac tumors：CT, MR imaging, and angiographic findings in 20 patients. Radiology, 202：801-808, 1997.
51) Megerian CA, et al：Endolymphatic sac tumors：histopathologic confirmation, clinical characterization, and implication in von Hippel-Lindau disease. Laryngoscope, 105：801-808, 1995.
52) Bambakidis NC, et al：Differential grading of endolymphatic sac tumor extension by virtue of von Hippel-Lindau disease status. Otol Neurotol, 25：773-781, 2004.
53) Ferri E, et al：A rare case of endolymphatic sac tumour：clinicopathologic study and surgical management. Case Rep Otolaryngol, Epub 2014 Jun 4.
54) Baltacioglu F, et al：MR imaging, CT, and angiography features of endolymphatic sac tumors：report of two cases. Neuroradiology, 44：91-96, 2002.
55) Butman JA, et al：Imaging detection of endolymphatic sac tumor-associated hydrops. J Neurosurg, 119：406-411, 2013.
56) Stendel R, et al：Neoplasm of endolymphatic sac origin：Clinical, Radiological and pathological features. Acta Neurochir, 140：1083-1087, 1998.
57) Zhang Z, et al：Giant cell tumors of the skull：a series of 18 cases and review of the literature. J Neurooncol, 115：437-444, 2013.
58) Jada AS, et al：Rare presentation of giant cell tumor in the internal auditory canal：Case report and review of the literature. J Neurol Surg Rep, 76：e65-e71, 2015.
59) Shatzkes DR：Skull base giant cell tumor. Diffuse or Multifocal Skull Base Disease, section 1 Skull base lesions, part V Skull Base. skull base. Diagnostic Imaging Head and Neck, 2nd ed, Harnsberger HR, et al, eds. Amirsys, Salt Lake City, 2011, pV-1-76-V-1-77.
60) Gamboa NT, et al：Giant cell tumor of the lateral skull base：Diagnostic and management options. J Neurol Surg Rep, 79：e41-e54, 2018.
61) Freeman JL, et al：Invasive giant cell tumor of the lateral skull base：A systematic review, meta-analysis, and case illustration. World Neurosurg, 96：47-57, 2016.
62) Razek AA, et al：Imaging appearance of bone tumors of the maxillofacial region. World J Radiol, 3：123-134, 2011.
63) Iizuka T, et al：Giant cell tumor of the temporal bone with direct invasion into the middle ear and skull base：A case report. Case Rep Otolaryngol, Epub 2012 Apr 3.

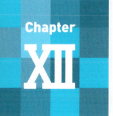

Chapter XII 顎骨の腫瘍性病変

竹内明子，箕輪和行

歯の発生に起因する歯原性腫瘍が多く見られ，ほとんどが良性腫瘍である。本稿では，顎骨に発生する歯原性腫瘍および歯原性嚢胞のうち，臨床で遭遇することが特に多いと思われる疾患を取り上げたい。

エナメル上皮腫（ameloblastoma）

◎**一般的知識**：わが国では最も多く見られる良性歯原性腫瘍である。無痛性に緩徐な発育を示し，臨床症状に乏しいため，X線検査にて指摘されることが多い。増大すると顎骨に膨隆が見られる。進展例では，骨の菲薄化をきたし，触診にて羊皮紙様感が見られる場合がある。また，良性腫瘍のなかでは再発が多く，再発を繰り返す場合は悪性転化する可能性がある[1]。

◎**好発年齢**：10～30歳代であり，男性では20歳代，女性では10歳代がピークである。わが国では，3：2で男性に多く見られる[2]。

◎**好発部位**：約90％が下顎で見られる。下顎大臼歯部での発症が全体の約65％を占め，約15％が上顎で生じる[3]。約半数では，病変内に埋伏歯を伴い，そのほとんどが下顎臼歯である[4]。

◎**組織学的所見**：腫瘍実質は歯胚の上皮成分に類似し，索状に充実性に発育，または，歯を形成するエナメル器に似た濾胞を形成しながら発育する。

エナメル上皮腫の悪性型には，悪性（転移性）エナメル上皮腫とエナメル上皮癌がある。悪性エナメル上皮腫の組織像は良性所見を示し，画像上での良性エナメル上皮腫との鑑別は困難であり，肺や頸部リンパ節への転移を認めるまで診断できない。一方，エナメル上皮癌は病変辺縁が不明瞭で，骨破壊を伴う周囲組織へ浸潤などの悪性を示唆する所見が認められる[5]。

◎**臨床症状・所見**：無痛性に発育し，臨床症状に乏しい場合が多い。腫瘍の発育に伴い，顔面の非対称が認められる。

◎**画像所見と診断のポイント**（図1～3）：単房性または多房性のX線透亮像として認められ，病変の増大により，皮質骨の菲薄化や消失，著明な骨膨隆が見られる。また，病変内に埋伏歯を伴うことが多く，単純X線写真やCTにて，病変内または病変と接する歯にナイフカット状の歯根吸収が認められる。MRIでは，筋と比較して，T1強調像で低～等信号，T2強調像で均一な高信号を示す。病変内部に結節性の造影効果を認めることから，歯原性角化嚢胞や含歯性嚢胞などの嚢胞性病変と鑑別が可能となる。

図1 エナメル上皮腫

10歳代後半，女性。
a：パノラマX線写真
右側下顎臼歯部から右下顎枝にかけて埋伏歯を伴う境界明瞭な多房性のX線透過性病変（↑）が見られる。病変と接する右側下顎7根尖にナイフカット様の歯根吸収（▲）が認められる。
b：骨条件CT，c：軟部条件CT，d：造影CT
単純CTでは，病変により右下顎枝は骨膨隆性変化を示す。病変と接する頬舌側皮質骨に骨欠損を認める。造影後，病変内に不均一に造影される結節が見られる（↑）。
e：T1強調像，f：T2強調像，g：脂肪抑制造影T1強調像
T1強調像で病変は筋と比較し等信号，T2強調像では不均一な等～高信号を示し，造影後，病変の周囲に沿って造影され，内部に結節状の造影効果（↑）を認める。

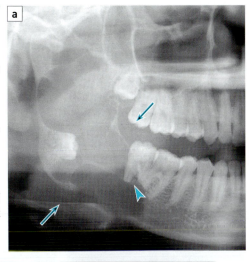

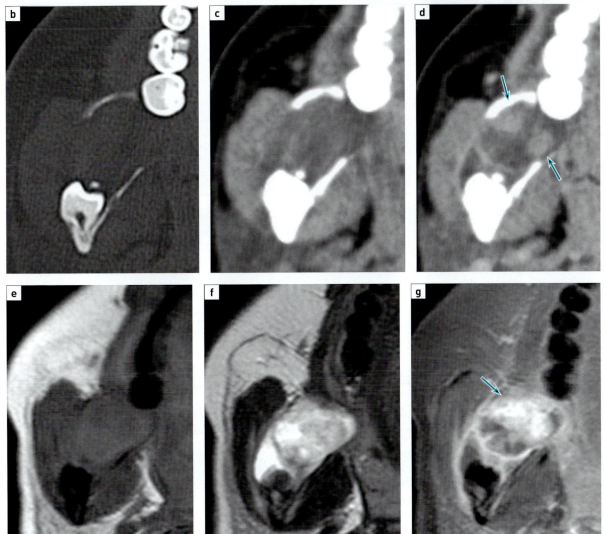

図2　悪性（転移性）エナメル上皮腫

50歳代，女性。35年前に下顎エナメル上皮腫摘出術施行。その5年後に病変再発し，下顎区域切除術・腸骨移植術施行。25年前に同側の上顎にエナメル上皮腫再発。上顎骨・頬骨・側頭骨部分切除術，遊離肩甲皮弁，チタンプレート再建術施行。10年前より右頸部腫瘤を触知，以後増大。2年前より右眼の視覚障害，右眼球突出が出現。

a：軟部条件CT
右側眼窩内，右側翼口蓋窩から右側側頭窩に進展する腫瘤性病変を認める（⬆）。
b：造影CT，c：造影CT矢状断像，d：同冠状断像，e：同横断像
病変は造影後，全体的に造影され，囊胞形成を伴う（⬆）。矢状断像では，蝶形骨大翼の圧迫吸収が見られ，病変の中頭蓋窩への突出が認められる（⇑）。病変の右側眼窩内進展により，右側眼球は突出している。さらに，右側下顎部には著明に腫大したリンパ節があり，不均一な造影効果を示す（▲）。このリンパ節は長径32mm，短径24mmを示すが，周囲組織への節外浸潤は認められない。

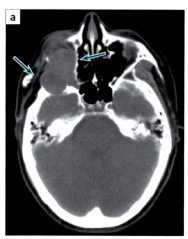
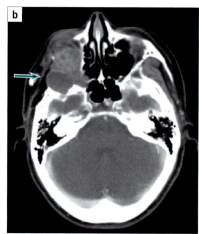
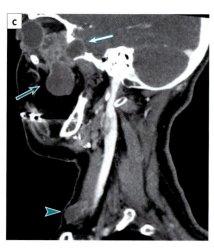
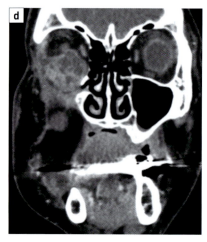
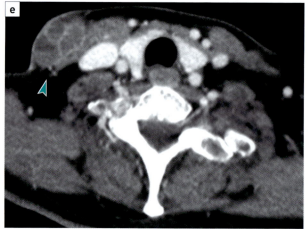

歯牙腫（odontoma）

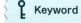

◎**一般的知識**：わが国ではエナメル上皮腫，歯原性角化囊胞（2005年のWHO国際組織分類では，角化囊胞性歯原性腫瘍として歯原性腫瘍に分類されていた）に次いで多く発症し，全歯原性腫瘍の約20％を占める[6]。真の腫瘍ではなく，過誤腫である。エナメル質，象牙質を主とする歯牙硬組織の異常配列によって形成され，病変の構造により，集合型（compound type）と，複雑型（complex type）に分けられる。
　集合型歯牙腫はさまざまな大きさ，形態の歯の構造物の集合からなり，線維性組

図3 エナメル上皮癌

50歳代, 女性。6カ月前より, 右下顎小臼歯部の腫瘤を自覚。その後, 徐々に腫瘤は増大し, 1カ月前より下顎舌側の膨隆を自覚。

a：パノラマX線像
下顎正中から両側小臼歯部にかけての下顎骨体部にX線透亮性病変（↑）が見られる。病変内に含まれる歯根に辺縁不整な吸収像（▲）が認められる。

b：骨条件CT, c：軟部条件CT
右下顎犬歯遠心から左下顎犬歯遠心にかけて腫瘤性病変を認める（↑）。

d：造影CT
病変部が均一に増強されている（↑）。

e：T1強調像, f：T2強調像, g：脂肪抑制造影T1強調像
病変はT1強調像で筋組織と比較し, 等～軽度低信号, T2強調像では骨膨隆を示す内部不均一な等～高信号を呈する。病変部では, 一部で骨欠損があり, 造影される軟組織の染み出し像が認められる（↑）。

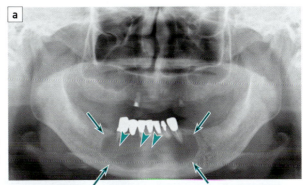
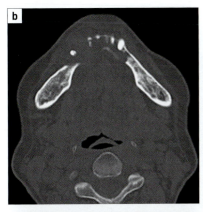
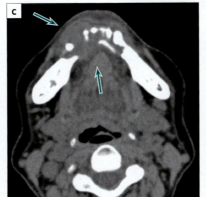
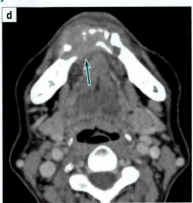
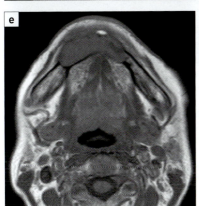
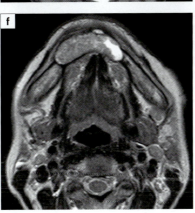
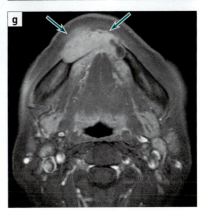

織で囲まれている。
　一方, 複雑型歯牙腫は, 歯の形態をなさない不規則な硬組織塊として観察される。いずれも埋伏歯を伴っている場合が多い。

◎好発年齢：10～20歳代であり, 性差はない。
◎好発部位：集合型は上顎前歯部に好発し, 複雑型は上下顎の臼歯部に多く見られる。
◎臨床症状, 所見：臨床所見に乏しく, 歯科治療時の画像検査で発見されることが多いが, 歯の萌出遅延を主訴とする場合も少なくない。
◎画像所見と診断のポイント（図4, 5）：さまざまな大きさや形態の歯牙様硬組織が見られる。集合型では, 歯牙様硬組織の集簇として認められるが, 複雑型では, 歯

図4 歯牙腫：compound type
10歳代前半，男子。
a：パノラマX線写真,
b：口腔内X線写真
右側上顎B，C根尖部に多数の歯牙様硬組織が認められる（↑）。
c：骨条件CT矢状断像,
d：同横断像
単純CTでは，歯牙様硬組織の集簇(cの↑)を認める。病変周囲に低吸収域が見られ，顎骨の膨隆性変化(dの↑)を伴っている。

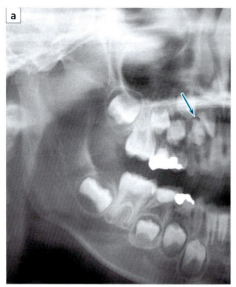
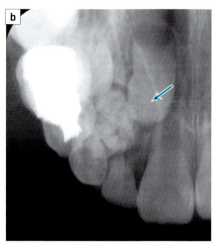
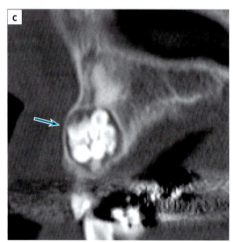
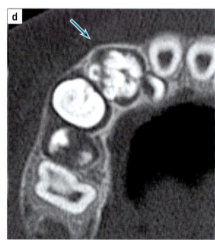

図5 歯牙腫：complex type
20歳代，女性。
a：骨条件CT，b：同冠状断像，c：同矢状断像
単純CTでは，歯と同程度の吸収値を示す硬組織塊(↑)が認められ，内部にエナメル質様の高吸収値域が混在している。硬組織周囲に低吸収帯が見られ，軽度の骨膨隆を認める。

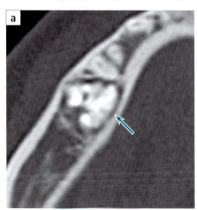
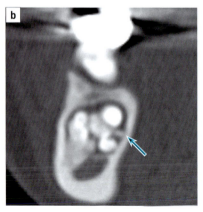
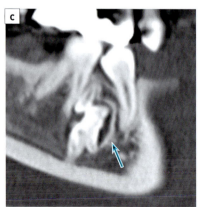

の形態をなさない硬組織の塊として認められる。ともに顎骨内に発生し、その周囲にはX線透亮帯が認められ、軽度の骨膨隆を伴う場合がある。複雑型歯牙腫はセメント質骨性異形成症と類似するが、CT値が2000HUを超えるエナメル質部分が存在することより鑑別可能となる。

歯原性角化嚢胞（odontogenic keratocyst）

◎**一般的知識**：歯原性上皮に由来する嚢胞である。1992年のWHO組織分類では歯原性嚢胞に分類されていたが、ほかの歯原性嚢胞と異なる増殖能、周囲組織への浸潤を伴う発育様式、再発傾向が見られることより、2005年のWHO組織分類では、新生物として、歯原性嚢胞から良性歯原性腫瘍［角化嚢胞性歯原性腫瘍（keratocystic odontogenic tumor）］へ変更された。しかしながら、2017年の新分類にて、再び歯原性嚢胞に分類された。

◎**好発年齢**：さまざまな年代で見られるが、約60％は10～40歳代であり、男性でやや多い[7]。

◎**好発部位**：約50％が下顎枝を含む下顎大臼歯部で見られる。

◎**臨床的症状と所見**：無痛で緩慢に増大するため、自覚症状に乏しく、歯科治療時の画像検査にて発見されることが多い。病変の増大により、顎骨の膨隆を伴う。

◎**組織学的所見**：錯角化した上皮成分にて裏層された薄い嚢胞壁を有し、嚢胞腔内部には"おから状"の角化物を含む粘稠な内容液を含んでいる。嚢胞壁には娘嚢胞とよばれる副腔を伴うことがあり、娘嚢胞が見られる場合には、再発傾向が強い[8]。

◎**画像所見と診断のポイント**（図6, 7）：単房性のX線透亮像を示すものから、多房性のX線透亮像を示すもの、内部の角化が強いものなど、多様な所見を呈する。典型例では、境界明瞭なX線透亮像の周囲に骨硬化縁を伴う多房性の形態を呈する。病変の増大により、病変と接する歯間に離開を伴い、歯根吸収が認められる。MRIでは、病変内部の角化物の存在により、さまざまな信号を呈し、T1強調像で低～高信号、T2強調像で等～高信号を呈する。単純X線写真では歯根嚢胞や、含歯性嚢胞などの嚢胞との鑑別が困難であるが、角化物の存在により、CTやMRIで鑑別ができる。

歯原性粘液腫（odontogenic myxoma）

◎**一般的知識**：比較的まれな良性歯原性腫瘍である。病変は、顎骨内で無痛性に緩徐な発育を示す。病変の周囲に線維成分の被膜はなく、病変は局所的に浸潤性増大を示す。このため、病変の完全な除去は困難な場合がしばしばで、良性腫瘍のなかでは再発が多い。

◎**好発年齢**：さまざまな年代で見られるが、若年での発症が比較的多い。平均年齢は25－30歳であり、性差はない。

◎**好発部位**：上下顎骨で幅広く見られるが、やや下顎に多い。上下顎ともに臼歯部での発生頻度が高く、約50％が下顎臼歯部、約25％が上顎臼歯部で発生する[9]。

◎**組織学的所見**：粘液様の基質のなかに腫瘍細胞が疎に見られる間葉性腫瘍である。また、基質内に膠原線維を多く含む場合は粘液線維腫（myxofibroma）と分類している。これらはいずれも被膜を形成せず、局所浸潤性を有する。

図6 歯原性角化嚢胞

30歳代，男性。

a：パノラマX線写真
右側下顎4部から下顎枝にかけて境界明瞭な単房性のX線透亮病変を認める（↑）。

b：口腔内X線写真
病変と接する右側下顎5〜7歯根に吸収所見は見られない。

c：病理写真
嚢胞内面は均一な厚さの重層扁平上皮に覆われ，剥離した角化層（↑）と，角化層内に角を含む錯角化した上皮層（＊）を認める。

d：骨条件CT，
e：軟部条件CT，
f：造影CT
単純CTの骨条件では，病変と接する下顎皮質骨に菲薄化が見られ（dの↑），小臼歯部頬側では骨欠損（▲）が認められる。病変により，右側下顎は軽度骨膨隆を呈する。軟組織条件では，病変内部はやや不均一な低吸収値を示す。病変内部に結節性の造影効果は見られない。

g：T1強調像，
h：T2強調像，
i：脂肪抑制造影T1強調像
T1強調像で等信号を呈し，T2強調像では病変内部は不均一な等〜高信号を呈する。脂肪抑制造影MRIでは，病変周囲に淡い造影効果を認める（iの↑）。病変内部に結節性の造影効果は認められない。

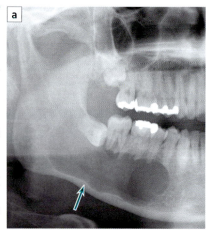
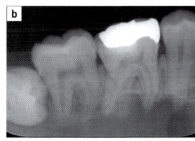
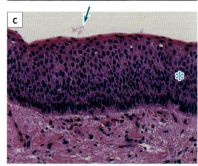
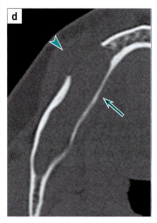
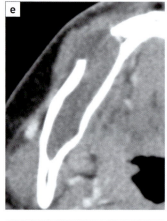
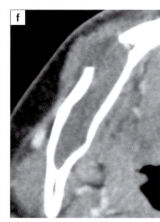
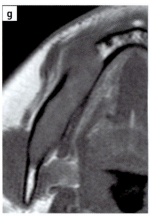
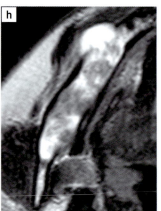
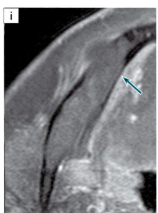

画像の特徴

◎**臨床症状と所見**：無痛性に発育し，臨床症状に乏しい場合が多い。そのため，X線検査で偶然発見されることも少なくはない。腫瘍の発育に伴い，病変部の歯の移動や偏位が多く見られ，顔面の非対称が認められる場合もある。

◎**画像所見と診断のポイント**（図8）：単房性または多房性のX線透亮像として認められる。病変の増大により，皮質骨の菲薄化が見られ，軽度の骨膨隆が認められる。

図7 歯原性角化嚢胞：病変内の角化が強い症例

20歳代，女性。
a：骨条件CT矢状断像，
b：同横断像，
c：軟部条件CT横断像，
d：造影CT横断像

単純CTの骨条件（a，b）では，左側下顎大臼歯部から下顎枝，下顎切痕にかけて骨膨隆を伴う境界明瞭な低吸収病変を認める（aの↑）。病変と接する左側下顎6根尖に吸収像が認められる（▲）。軟組織条件では，病変内に角化物を示唆する高吸収値域が散在している（cの↑）。造影CTでは，病変内に結節性の造影効果は見られない。

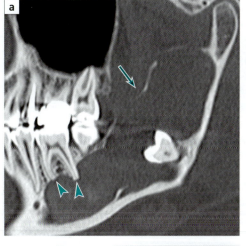
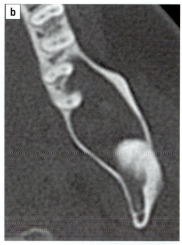
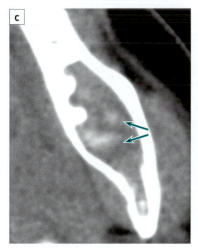
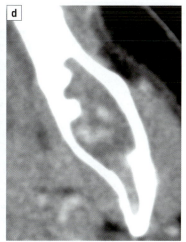

単純X線写真やCTでは，病変内部に直線的な隔壁様構造を伴い，テニスラケット様または石鹸泡状，蜂巣状を呈する。多房性の場合は，病変辺縁が弧状を示す。病変近傍の歯は偏位し，病変内または病変と接する歯には，不整な歯根吸収を伴うことがある。国内の文献では，歯の偏位は65％に見られ，歯根吸収は48％で認められたとの報告がある[10]。

鑑別疾患

鑑別は，エナメル上皮腫やそのほかの顎骨嚢胞である。明らかな歯根吸収を伴わない歯根離開が見られ，病変内部に造影効果を認めることがエナメル上皮腫などとの鑑別のポイントとなる。

石灰化歯原性嚢胞（calcifying odontogenic cyst）

◎**一般的知識**：嚢胞壁の一部が角化または石灰化するまれな疾患である。1992年のWHO組織分類で石灰化歯原性嚢胞（calcifying odontogenic cyst）として歯原性嚢胞に分類されていたが，2005年のWHO組織分類では石灰化嚢胞性歯原性腫瘍（calcifying cystic odontogenic tumor）として良性歯原性腫瘍に分類された。しかしながら，2017年の新分類では，再び歯原性嚢胞となった。ほとんどが顎骨中心性に発生するが，まれに顎骨周辺性にも生じる。

図8 歯原性粘液腫

30歳代後半，女性。

a：パノラマX線写真

上顎右側大臼歯部から上顎洞底を挙上し，上顎洞内に進展するX線透亮像(↑)を認める。

b：骨条件CT, c：軟部条件CT, d：造影CT

病変により上顎右側臼歯部は著明な骨膨隆を示す。上顎右側第二大臼歯，上顎右側智歯は口蓋側に偏位している。病変と接する上顎皮質骨は菲薄化を呈し，口蓋側および遠心頬側では部分的な骨欠損を伴っている(↑)。病変内には直線状の隔壁様構造が認められる(▲)。病変内には，造影される部分(○)と，造影されない部分が存在する。

e：T1強調像，f：T2強調像，g：脂肪抑制造影T1強調像

病変はT1強調像で筋組織と比較して等信号，T2強調像では不均一な等～高信号を示す。造影後，病変内部に，不均一な造影効果(↑)が認められる。

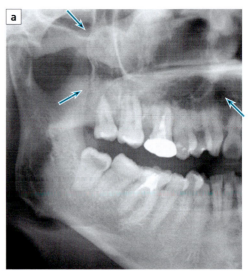
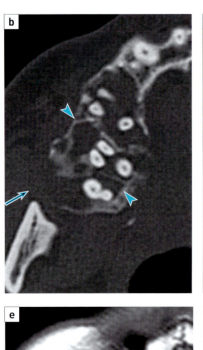
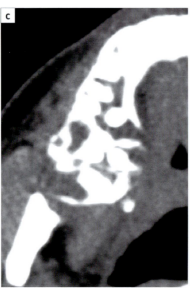
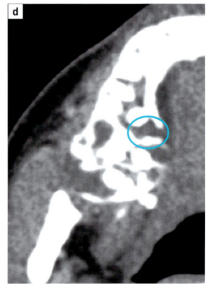
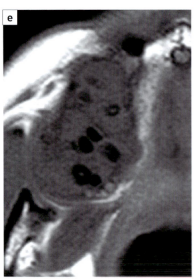
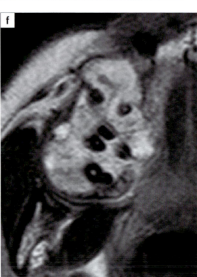
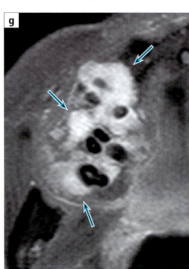

◎**好発年齢**：顎骨中心性のものは20〜40歳代で多く見られ，ピークは30歳代である。性差はほぼない。周辺性のものは，60〜80歳代で好発する。

◎**好発部位**：顎骨中心性の場合，上下顎の前歯部に多く，同部の発生率は約65％を占める[11]。

◎**臨床的症状と所見**：ほかの歯原性嚢胞や良性歯原性腫瘍と同様に無痛で緩慢に増大するため，病変が小さい場合は自覚症状に乏しい。歯科治療時の画像検査で発見されることが多い。

◎**組織顎的所見**：エナメル上皮腫様の上皮組織にて裏層された薄い嚢胞壁を有する。この嚢胞壁には核が消失した幻影細胞(ghost cell)が存在し，一部は石灰化を示す。

◎**画像所見と診断のポイント**(図9)：境界明瞭な単房性または多房性のX線透亮像を示し，病変辺縁部に不規則な形態の石灰化物を伴うことが多い。33％で病変と接する歯に歯根吸収が認められるとの報告がある[12]。歯牙腫など，ほかの歯原性腫瘍の併発が22％で認められ[13]，エナメル上皮腫や腺腫様歯原性腫瘍を併発することもある[12]。造影CT・MRIでは病変の周囲のみが造影され，病変内部に造影効果を有する腫瘍実質は認められない。

> 以下では腫瘍性病変ではないが，顎骨に起こる重篤な病変であり，重要視されている病態を取り上げたい。

顎骨壊死(osteonecrosis of the jaw)

◎**一般的知識**：2003年にMarxがビスホスホネート(bisphosphonate；BP)注射薬であるパミドロネートやゾレドロネートによる顎骨壊死をBRONJ(bisphosphonate-related osteonecrosis of the jaw)として発表[14]して以来，わが国でも同様の症例が多く報告されている。

さらに近年，骨粗鬆症や癌の骨転移による骨病変の新たな治療薬として，RANKL(receptor activator of nuclear factor-κB ligand)に対するヒト型IgG2モノクローナル抗体製剤であるデノスマブが用いられるようになった。デノスマブはBP同様，破骨細胞に対する骨吸収抑制作用をもつ。BPは，構造によって異なるが，平均5〜10年の間，骨に沈着する。一方，半減期が1カ月半と短いデノスマブは骨表面に残留せず，破骨細胞にアポトーシスを誘導しないことから，顎骨壊死を起こさないと期待された。しかし実際には，デノスマブ治療患者においてもBRONJと同様の顎骨壊死(denosumab-related osteonecrosis of the jaw；DRONJ)がほぼ同じ頻度で発生するということが判明し，2011年に米国歯科学会(American Dental Association；ADA)は両者を包括した**骨吸収抑制薬関連顎骨壊死(anti-resorptive agents-related osteonecrosis of the jaw；ARONJ)**を提唱した。

一方，AAOMS(American Association of Oral and Maxillofacial Surgeons)は2014年にBRONJの名称を薬剤関連顎骨壊死(medication-related osteonecrosis of the jaw；MRONJ)と変更した[15]。わが国では，骨代謝学会によるポジションペーパー2016[16]でARONJの名称が用いられている。

◎**好発条件，部位**：約65％が下顎に発生し，約27％が上顎に発生する。また，これらの発生部位のほとんどは過去の抜歯部位であり，全体の67％を占める[17]。しかしな

図9 石灰化歯原性嚢胞

30歳代前半，女性。

a：パノラマX線写真
右側上顎智歯は上顎洞底部に埋伏している。埋伏歯の歯冠周囲に境界明瞭なX線透亮像（↑）を認める。病変内に含まれる埋伏歯の歯冠近傍に，石灰化物を示唆するX線不透亮像（▲）が認められる。

b：骨条件CT横断像，c：同冠状断像，d：同矢状断像
単純CTの骨条件では，病変と接する上顎皮質骨に菲薄化が見られ，頬側および口蓋側の一部に骨欠損が認められる（bの↑）。病変に含まれる埋伏歯の歯冠近傍および病変辺縁に，不整な石灰化が見られる（c, dの▲）。

e：T1強調横断像，f：T2強調横断像，g：T1強調冠状断像，h：T2強調冠状断像
MRIで，埋伏歯の周辺部分は，T1強調像で筋組織と等信号，T2強調像で高信号を示す（e, fの↑）。冠状断像では，T2強調像で高信号を示した病変の内部に，石灰化を示唆する不整な無信号を認める（hの▲）。

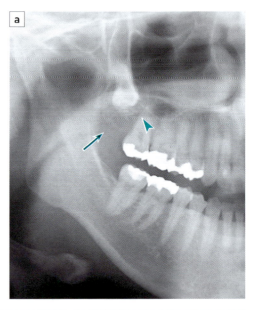

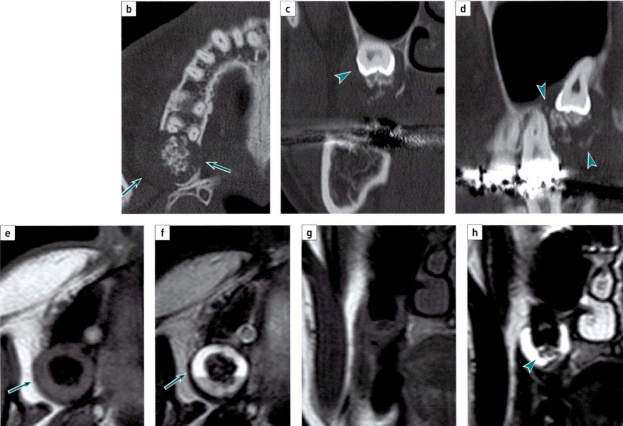

 診断のPoint

がら，歯の存在しない部位に自然発生する場合もあり，これらは義歯による圧迫を含む口腔外傷が原因であると考えられる。

◎AAOMSによるMRONJの臨床診断基準：
　①現在または過去に骨吸収抑制薬か血管新生阻害薬による治療歴がある。
　②顎顔面領域に，骨露出または口腔内外の瘻孔より骨の触知が認められ，その状

図10　骨吸収抑制薬関連顎骨壊死（ARONJ）

80歳代，女性。骨粗鬆症に対し，8年間アレンドロン酸を投与されていた。近医歯科にて左側下顎4，5部抜歯術を施行。抜歯後2ヵ月で同部から排膿を認め，消炎処置を行うも改善せず。写真は抜歯後4ヵ月経過時のもの。

a：口腔内写真
左側下顎4，5部抜歯窩相当部粘膜に陥凹があり，骨露出を認める。
b：パノラマX線写真
左側下顎3〜5部にX線透過像（↑）を認める。
c：骨条件CT,
d：軟部条件CT,
e：骨条件CT冠状断像,
f：同矢状断像
単純CTの骨条件および軟部組織条件では，左側下顎1〜4相当部に辺縁不正な骨融解性変化を示す軟部組織が見られ（↑），同部に囲まれた骨組織の存在（▲）が認められる。腐骨を示唆する所見である。
g：T1強調像，h：T2強調像，
i：脂肪抑制造影T1強調像
左側下顎1〜5部抜歯窩にかけて，不均一な軟部組織を認め，内部に不整な無信号域（gの↑）が認められる。軟部組織と接する下顎骨骨髄はT1強調像で低信号，T2強調像で不均一な高信号（g，hの▲）を示し，造影後，軟部組織周囲に増強効果（iの↑）が認められる。

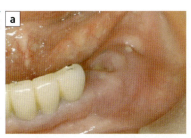
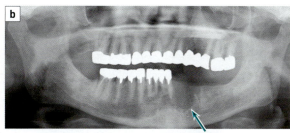
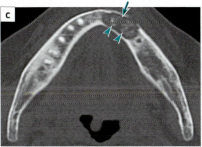
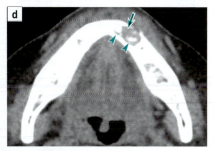
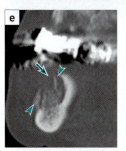
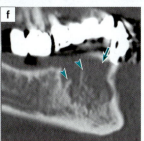
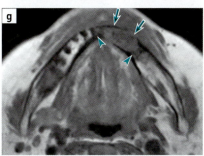
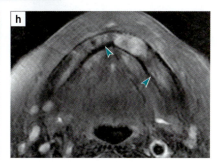
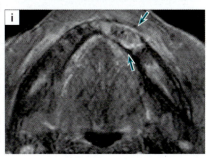

態が8週間以上持続している。
　③顎骨への放射線照射歴がなく，明らかな顎骨への癌などの転移がない。

◎**組織学的所見**：骨小腔内に骨細胞が存在しない壊死骨と炎症性肉芽組織が認められる。また，骨組織と接する細菌塊が見られる。

◎**画像所見と診断のポイント**（図10，11）：画像上では，歯性感染に伴う顎骨骨髄炎

図11 骨吸収抑制薬関連顎骨壊死（ARONJ）

50歳代，女性。右側下顎臼歯を抜歯し，同年に乳癌治療のため，ゾレドロン酸投薬開始。抜歯から4年後に抜歯部位の疼痛を自覚。抗菌薬投与にて症状は経過したが，その後も同様の症状を繰り返し，転移性骨腫瘍との鑑別のため，CTを行った。

a：骨条件CT，b：軟部条件CT，c：骨条件CT矢状断像

両側下顎骨に著明な硬化性変化を認める。右側下顎骨周囲には，下顎骨に沿った層状の厚い骨膜反応（↑）が認められる。

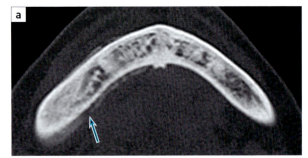
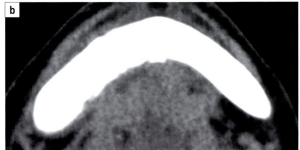
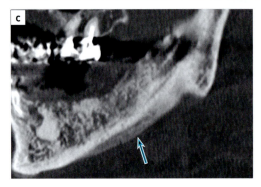

と同様の所見を呈し，単純X線写真やCTでは，顎骨にすりガラス状の骨硬化性変化が認められ，腐骨形成や骨膜反応を伴う場合がある。さらに進展例では，通常の顎骨骨髄炎と異なり，感染側の歯槽部のみならず，下顎骨下縁や感染部から離れた部位においても腐骨形成が見られることが多い。MRIでは，骨髄変化に対する感度が高い。そのため，初期病変の検出には有用であるが，初期病変が，その後必ずしも顎骨壊死に進展するとは限らない。特に，表1に記したARONJのstagingにおけるStage 0では，過大診断となる可能性があるため，注意を要する。また，本疾患の背景には骨粗鬆症だけではなく，悪性腫瘍による骨転移があるために，転移性骨腫瘍の鑑別が重要視される。これらの背景により，ARONJと転移性骨腫瘍が併存する場合[18]を考慮して注意深く診断し，場合によっては，主治医に生検の必要性を提案する。図11のように，病変周囲に沿って，厚い骨膜反応が認められる場合は，ARONJと診断され，鑑別が可能となる。

🔍 鑑別疾患

表1 骨吸収抑制薬関連顎骨壊死（ARONJ）の臨床症状とstaging

		臨床症状および画像所見
Stage 0	臨床症状	骨露出・骨壊死なし，歯周ポケット，歯牙の動揺，口腔粘膜びらん・潰瘍，腫瘍，膿瘍形成，開口障害，下唇の知覚鈍麻・麻痺，歯原性では説明できない痛み
	画像所見	歯槽骨の硬化，歯槽硬線の肥厚と硬化，抜歯窩の残存
Stage 1	臨床症状	無症状で感染を伴わない骨露出や骨壊死またはプローブで骨を触知できる瘻孔
	画像所見	歯槽骨の硬化，歯槽硬線の肥厚と硬化，抜歯窩の残存
Stage 2	臨床症状	感染を伴う骨露出，骨壊死またはプローブで骨を触知できる瘻孔，骨露出部に疼痛・発赤を伴う，排膿がある場合とない場合がある
	画像所見	歯槽骨から顎骨に及ぶびまん性の骨硬化・骨融解の混合像，下顎管の肥厚，骨膜反応，腐骨形成，上顎洞炎併発
Stage 3	臨床症状	疼痛，感染または下記の症状を1つ以上伴う骨露出，骨壊死またはプローブで骨を触知できる瘻孔，歯槽骨を超えた骨露出・骨壊死により，病的骨折や口腔外瘻孔，鼻・上顎洞瘻孔形成，下顎骨下縁や上顎洞への進展性骨融解
	画像所見	周囲骨（頬骨，口蓋骨）への骨硬化・骨融解進展，下顎骨の病的骨折，上顎洞底への骨融解進展

放射線性骨髄炎・骨壊死（osteoradionecrosis；ORN）

◎**一般的知識**：放射線性骨髄炎・骨壊死（ORN）は頭頸部癌に対する放射線治療により発生する骨髄炎であり，少なくとも3カ月以上，骨露出・骨壊死が持続し，治癒傾向を示さない疾患である。頭頸部領域の放射線治療患者の5〜15％に発症するとされてきたが，強度変調放射線治療（intensity modulated radiation therapy；IMRT）や三次元放射線治療（three-dimensional conformal radiation therapy；3D-CRT）など，放射線治療方法の発展に伴い減少し，現在では5％以下との報告がある[19]。

顎骨に60Gy以上の線量が照射されると発症しやすく，化学放射線治療（chemoradiation therapy；CRT）後の場合は40Gy以上での発症頻度が上がる。また，発症者全体の70〜94％は放射線治療後2年以内に生じており，70Gy以上の照射や手術の影響と関連があると報告されている[20]。

◎**好発部位**：下顎での発症率が高い。特に口腔・咽頭・喉頭などの頭頸部腫瘍の放射線治療においては，下顎臼歯部は照射域に含まれることが多く，好発部位とされる。抜歯，歯周病，不良な口腔衛生状態，栄養状態，化学療法の併用などがリスクファクターとなる。このため，歯周病に罹患している歯は，放射線治療前に抜歯しておくことが望ましい。また，口腔衛生状態を良好に保つことは，予防として重要である。

◎**臨床症状**：疼痛，腫脹などの炎症症状が見られ，非特異性骨髄炎に類似した症状を呈する。進行例では，排膿・瘻孔形成や病的骨折を生じることもある。

◎**組織学的所見**：骨組織では，骨細胞，骨芽細胞がともに欠如し，骨梁辺縁に吸収窩が見られる。髄腔は線維組織で満たされ，炎症性細胞浸潤が認められる。

◎**画像所見と診断のポイント**（図12）：初期では歯根膜腔の拡大や，骨梁の不整を示唆するびまん性のX線透亮像を認め，骨膜反応が見られることもある。進行すると，虫喰い状の骨融解性変化が見られ，皮質骨の破壊も認められる。骨破壊の進行に伴い，

画像の特徴

図12 骨壊死(ORN)

60歳代,男性。下咽頭癌に対し,CRT(シスプラチン[cisplatin;CDDP]50mg＋radiation therapy[RT]70Gy照射)の既往あり。

a:パノラマX線写真
左側下顎臼歯部相当の下顎骨体部に虫喰い状のX線透亮病変を認める(↑)。病変は歯槽頂部から下顎下縁に達し,下顎下縁皮質骨の断裂が見られる。

b:骨条件CT,c:軟部条件CT,d:造影CT
単純CTおよび造影CTでは,左側下顎3部から下顎角部骨髄に骨融解性変化を示す軟組織を認め,同部に不整な骨組織が散在している。病変部舌側皮質骨に虫喰い状所見を認める(↑)。病変部の軟部組織は淡く造影されている。

e:T1強調像,f:T2強調像,g:脂肪抑制造影T1強調像
病変部に軟部組織を認め,同部に点状の無信号領域が見られ,腐骨を示唆する所見である(↑)。軟部組織周囲の骨髄はT1・T2強調像で低信号を示し,造影効果は認められない。

h:FDG-PET/CT
左側下顎に集積亢進病変(SUVmax＝10.9)を認める。活動性の高い下顎骨骨髄炎を反映した所見である。

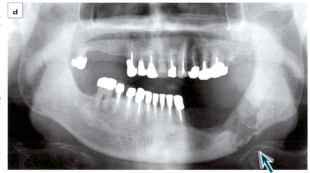

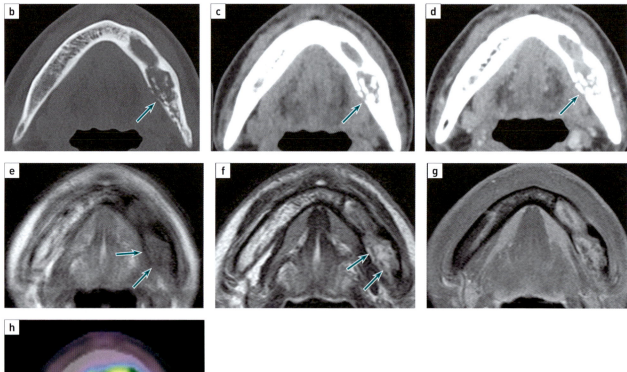

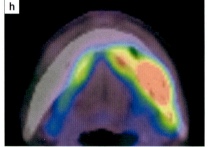

病的骨折が認められることがある。骨膜反応の描出や皮質骨の断裂,海綿骨の硬化性変化にはCTが優れる。一方,MRIは骨髄変化に対する感度が高く,初期の病態把握に有効である。

文献

1) Franseca FP, et al：Ameloblastic carcinoma (secondary type) with extensive squamous differentiation and differentiated regions. Oral Surg Oral Med Oral Radiol Endod, 121：e154-e161, 2016.
2) 日本口腔腫瘍学会ワーキンググループ編：第4章 エナメル上皮腫の疫学．科学的根拠に基づくエナメル上皮腫の診療ガイドライン，2015年度版．学術社，東京，2015，p10-12.
3) Neville BW, et al：Chapter 15 Odontogenic cysts and tumors. Oral and Maxillofacial Pathology, 4th ed, Neville BW, et al, eds. Elsevier, St.Louis, 2005, p653-661.
4) 笠原和恵ほか：歯原性腫瘍の臨床的検討．J Jpn Stomatol Soc, 43：661-671, 1994.
5) 箕輪和行ほか：エナメル上皮腫の画像診断に関して．エナメル上皮腫診療ガイドライン．口腔腫瘍，28：256-264, 2016.
6) 柴原孝彦ほか：2005年新WHO国際分類による歯原性腫瘍の発生状況に関する疫学的研究．口腔腫瘍，20：245-254, 2008.
7) Neville BW, et al：Chapter 15 Odontogenic cysts and tumors. Oral and Maxillaofacial Pathology, 4th ed, Neville BW, et al, eds. Elsevier, St.Louis, 2015, p636-639.
8) 野地淳一ほか：角化嚢胞性歯原性腫瘍の臨床的検討．口腔腫瘍，24：147-154, 2012.
9) Neville BW, et al：Chapter 15 Odontogenic cysts and tumors. Oral and Maxillofacial Pathology, 4th ed, Neville BW, et al, eds. Elsevier, St.Louis, 2015, p679-681.
10) Koseki T, et al：Computed tomography of odontogenic myxoma. Dentomaxillofac Radiol, 32：160-165. 2003.
11) Neville BW, et al：Chapter 15 Odontogenic cysts and tumors. Oral and Maxillofacial Pathology, 4th ed, Neville BW, et al, eds. Elsevier, St.Louis, 2015, p647-649.
12) Chindasombatjaroen J, et al：Calcifying cystic odontogenic tumor and adenomatoid odontogenic tumor：radiographic evaluation. Oral Surg Oral Med Oral Pathol Oral Radiol 114：796-803, 2012.
13) Nagao T, et al：Calcifying odontogenic cyst：a survey of 23 cases in the Japanese literature. J Maxillofac Surg, 11：174-179, 1983.
14) Marx RE：Pamidronate (Aredia) and zoledronate (Zometa) induced avascular necrosis of the jaws：a growing epidemic. J Oral Maxillofac Surg, 61：1115-1117, 2003.
15) Ruggiero SL, et al：American Association of Oral and Maxillofacial Surgeons position paper on medication-related osteonecrosis of the jaw－2014 update. J Oral Maxillofac Surg, 72：1938-1956, 2014.
16) 顎骨壊死検討委員会，米田俊之ほか：骨吸収抑制薬関連顎骨壊死の病態と管理：顎骨壊死検討委員会ポジションペーパー2016. 日本骨代謝学会ほか, 2016. http://jsbmr.umin.jp
17) Neville BW, et al：Chapter 8 Physical and chemical injuries. Oral and Maxillaofacial Pathology, 4th ed. Elsevier, St.Louis, 2015, p271-276.
18) Corsi A, et al：Bisphosphonate-related osteonecrosis and metastasis within the same site of the jaw. J Oral Maxillofac Surg, 75：1679-1684, 2017.
19) Studer G, et al：Osteoradionecrosis of the mandibula in patients treated with different fractionations. Strahlenther Onkol, 180：233-240, 2004.
20) Jacobson AS, et al：Paradigm shifts in the management of osteoradionecrosis of the mandible. Oral Oncol, 46：795-801, 2010.

索　引

あ
悪性リンパ腫　82,120
悪性外耳道炎　90
アスペルギルス症　93

い
一次神経胚閉鎖　13
インピンジメント　74

え
エナメル上皮癌　145
エナメル上皮腫　142

か
外耳道骨折　63
外側裂孔　48
外リンパ漏　63
下顎骨骨折　78
　　――の多発骨折　79
蝸牛水管　61
顎骨壊死　151
顎骨の腫瘍性病変　142
鎌状赤血球症　85
鎌静脈洞　19
感音性難聴　63,135
眼窩骨折　71
　　眼窩下壁のtrapdoor fracture　74
　　眼窩吹き抜け骨折　72
　　眼窩縁骨折　74
　　内部眼窩骨折　72
眼窩内脂肪の突出　47
含気形成による誤認　46
環軸椎脱臼　34
含歯性囊胞　142
冠状縫合(coronal suture)　12,27,43,57,100,116
環椎後頭骨癒合症　34
陥没骨折　55
　　頭蓋骨――　53
　　右側頭骨――　58
　　右頭頂骨――　58
顔面骨折　68
　　顔面多発骨折　77
　　小児における――　78
顔面骨の構造的支柱　68
顔面神経管　60
顔面神経麻痺　63,98,128
顔面中央部中心部骨折　75

き
気脳症　47,56,70,108

弓下窩動脈管　60
急性浸潤性真菌性鼻副鼻腔炎　92
頬骨骨折　74
　　右頬骨tripod骨折　75
　　左頬骨弓骨折　75

く
くも膜下出血　52,70,94
くも膜顆粒　19,47
　　――小窩　48
クローバー葉頭蓋　32

け
形質細胞腫　119
頸静脈孔神経鞘腫　46
頸動脈管
　　――に及ぶ骨折　65
　　――周囲の含気　47
血液疾患　82
血管腫　19,109,121
血管損傷　64
原発性副甲状腺機能亢進症　86

こ
高位頸静脈孔　46
抗てんかん薬長期投与による頭蓋骨肥厚　87
後頭骨鱗部　10
後頭導出孔　45
硬膜下膿瘍　96
鼓室壁骨折　63
骨壊死　156
骨塩量低下・溶骨　83
骨吸収抑制薬関連顎骨壊死(ARONJ)　153
　　――の臨床症状とstaging　155
骨巨細胞腫　137
骨形成不全症　35,83
骨硬化　83
骨腫　108
骨髄異形成症候群(不応性貧血)　84
骨折線と縫合線，および血管溝との鑑別点　55
骨粗鬆症　84
骨転移　48,83,128,151
骨軟化症　35,83
骨肉腫　121
骨梁間型　83
コレステリン肉芽腫　97

さ
左右非対称である頭蓋骨　41
三角頭蓋　29

し

思春期早発症 ・・・・・・・・・・・・・・・ 37,113
指圧痕 ・・・・・・・・・・・・・・・・・・・・・・・ 101
歯牙腫 ・・・・・・・・・・・・・・・・・・・・・・・ 144
──complex type ・・・・・・・・・・・・ 146
──compound type ・・・・・・・・・ 146
歯原性角化囊胞 ・・・・・・・・・・・・・・ 147
歯原性粘液腫 ・・・・・・・・・・・・・・・・ 147
篩骨紙様板欠損 ・・・・・・・・・・・・・・・ 48
篩骨洞の含気と動脈瘤 ・・・・・・・・・ 48
視床神経膠腫による頭蓋内圧亢進 ・・・ 103
耳性頭蓋内合併症 ・・・・・・・・・・・・・ 97
斜頭症 ・・・・・・・・・・・・・・・・・・・・・・・ 30
上顎癌 ・・・・・・・・・・・・・・・・・・・・・・・ 95
上顎骨折 ・・・・・・・・・・・・・・・・・・・・・ 75
　両側── ・・・・・・・・・・・・・・・・・・・ 76
上顎歯槽骨骨折 ・・・・・・・・・・・・・・・ 78
症候群を呈さない早期癒合症 ・・・・ 33
小脳pilocytic astrocytomaによる頭蓋内圧亢進 ・・・ 101
小脳神経膠腫による頭蓋内圧亢進 ・・・ 103
紙様板裂開 ・・・・・・・・・・・・・・・・・・・ 74
真珠腫 ・・・・・・・・・・・・・・・・・・・・・・・ 97
　弛緩部── ・・・・・・・・・・・・・・・・・ 96
新生児
　──の正常頭蓋 ・・・・・・・・・・・・・ 28
　──の頭蓋骨と縫合 ・・・・・・・・・ 10
神経・血管・リンパ路の走行する管 ・・・ 60
神経性過食症 ・・・・・・・・・・・・・・・・・ 87
神経頭蓋 ・・・・・・・・・・・・・・・・・・・ 10,78
神経性食思不振症 ・・・・・・・・・・・・・ 88
浸潤性下垂体腺腫 ・・・・・・・・・・・・ 126

す

髄液漏 ・・・・・・・・・・・・・・・・・・・・・ 18,64
錐体後頭裂(破裂孔・頸静脈孔) ・・・ 45
錐体尖の含気 ・・・・・・・・・・・・・・・・・ 46
水頭症 ・・・・・・・・・・・・・・・・・・ 14,34,100
髄膜炎 ・・・・・・・・・・・・・・・・・・・・ 17,64,96
髄膜腫 ・・・・・・・・・・・ 40,104,109,116,126
　骨内── ・・・・・・・・・・・・・・・・・・ 116
　──による頭蓋内圧亢進 ・・・・ 104
髄膜瘤 ・・・・・・・・・・・・・・・・・・・・・・・ 13
　後頭部── ・・・・・・・・・・・・・・・・・ 15
　脊髄── ・・・・・・・・・・・・・・・・・・ 107
頭蓋と近傍の炎症性疾患 ・・・・・・・ 90
頭蓋と頭蓋底の骨折 ・・・・・・・・・・・ 52
頭蓋の形態変化 ・・・・・・・・・・・・・・・ 29
頭蓋の構成と発達 ・・・・・・・・・・・・・ 10
頭蓋の骨腫瘍疑い ・・・・・・・・・・・・ 102
頭蓋の正常変異 ・・・・・・・・・・・・・・・ 40
頭蓋の先天奇形 ・・・・・・・・・・・・・ 10,27
頭蓋骨の全欠損 ・・・・・・・・・・・・・・・ 10
頭蓋骨の抜き打ち像 ・・・・・・・・・・・ 82
頭蓋骨全体の厚さ ・・・・・・・・・・・・・ 40
頭蓋骨転移 ・・・・・・・・・・・・・・・・・・ 117
　乳癌の── ・・・・・・・・・・・・・・・・ 118
頭蓋骨類上皮腫 ・・・・・・・・・・・・・・・ 23
頭蓋底陥入症 ・・・・・・・・・・・・・・・・・ 34
　──の診断基準 ・・・・・・・・・・・・・ 35
　──をきたす疾患 ・・・・・・・・・・・ 35
頭蓋底骨髄炎 ・・・・・・・・・・・・・・・・・ 90
頭蓋底の腫瘍性病変 ・・・・・・・・・・ 124
頭蓋底転移 ・・・・・・・・・・・・・・・・・・ 128
頭蓋内圧亢進(症,症状) ・・・・ 25,33,100
　──に伴う頭蓋の変化 ・・・・・・ 100
　特発性── ・・・・・・・・・・・・・・・・ 105
頭蓋縫合早期癒合症 ・・・・・・・・・・・ 27
　──の代表的な疾患と遺伝子異常 ・・・ 32
頭血腫 ・・・・・・・・・・・・・・・・・・・・・・・ 19
頭頂孔 ・・・・・・・・・・・・・・・・・・・・・・・ 44
頭頂骨骨折 ・・・・・・・・・・・・・・・・・・・ 43
頭瘤 ・・・・・・・・・・・・・・・・・・・・・・・・・ 13
　──の発生部位と特徴 ・・・・・・・ 14

せ

脊索腫 ・・・・・・・・・・・・・・・・・・・ 124,131
石灰化歯原性囊胞 ・・・・・・・・・・・・ 149
摂食障害 ・・・・・・・・・・・・・・・・・・・・・ 87
線維芽細胞増殖因子 ・・・・・・・・・ 27,83
線維性骨異形成症 ・・・ 37,40,83,113,133
線状骨折 ・・・・・・・・・・・・・・・・・・・・・ 54
　左前頭骨── ・・・・・・・・・・・・・・・ 56
　左側頭骨── ・・・・・・・・・・・・・・・ 57
全身疾患 ・・・・・・・・・・・・・・・・・・・・・ 82
前庭水管 ・・・・・・・・・・・・・・・・・・・・・ 61
先天皮膚洞 ・・・・・・・・・・・・・・・・・・・ 19
尖頭症 ・・・・・・・・・・・・・・・・・・・・・・・ 31
前頭骨骨折 ・・・・・・・・・・・・・・・・・・・ 69
　左顔面骨のcrush injury ・・・・・・ 70
前頭骨内板肥厚症 ・・・・・・・・・・・・・ 41
前頭洞骨折 ・・・・・・・・・・・・・・・・・・・ 69
前頭縫合(metopic suture) ・・・ 12,27,43

そ

側頭骨巨細胞腫 ・・・・・・・・・・・・・・ 138
側頭骨骨折 ・・・・・・・・・・・・・・・・・・・ 58
──の合併症 ・・・・・・・・・・・・・・・・ 62
──の分類 ・・・・・・・・・・・・・・・・・・ 61
側頭骨と周囲の頭蓋骨との縫合 ・・・ 60
側頭骨を構成する5つのsegmentの境界 ・・・ 59

た

代謝疾患 ・・・・・・・・・・・・・・・・・・・・・ 84
大泉門部類上皮腫 ・・・・・・・・・・・・・ 21

多発性骨髄腫・・・・・・・・・・・・・・・・・・82,119,128
単管・・・・・・・・・・・・・・・・・・・・・・・・・・・・・60
短頭症・・・・・・・・・・・・・・・・・・・・・・・・・・・27

ち

蝶形骨洞真菌症・・・・・・・・・・・・・・・・・・・・91
蝶形骨の含気・・・・・・・・・・・・・・・・・・・・・47
蝶後頭軟骨縫合・・・・・・・・・・・・・・・・・・・44
長頭症・・・・・・・・・・・・・・・・・・・・・・・・・・・30

て

デノスマブ・・・・・・・・・・・・・・・・・・・・137,151
伝音性難聴・・・・・・・・・・・・・・・・・・・・・62,98

と

頭蓋冠の腫瘍性病変・・・・・・・・・・・・108,116
糖尿病・・・・・・・・・・・・・・・・・・・・・・40,83,90
頭部外傷
　　――に際する手術適応・・・・・・・・・・57
　　軽症頭部外傷において頭蓋内病変を合併する危険因子・・・・・・・53
　　小児虐待による――・・・・・・・・・・・・66
特発性側方蝶形骨脳瘤・・・・・・・・・・・・・18
トルコ鞍の変化・・・・・・・・・・・・・・・・・・・101

な

内眼角靱帯損傷・・・・・・・・・・・・・・・・・・・71
内耳震盪・・・・・・・・・・・・・・・・・・・・・・・・63
内臓頭蓋・・・・・・・・・・・・・・・・・・・・・・・・10
内板肥厚症・・・・・・・・・・・・・・・・・・・・・40
内リンパ嚢・・・・・・・・・・・・・・・・・・・・・135
軟骨肉腫・・・・・・・・・・・・・・・・・・・・・・131

に

二重輪郭・・・・・・・・・・・・・・・・・・・・・・113
二腹筋間線・・・・・・・・・・・・・・・・・・・・・34
二分脊椎・・・・・・・・・・・・・・・・・・・・13,34
乳突孔・・・・・・・・・・・・・・・・・・・・・・・・45
乳様突起間線・・・・・・・・・・・・・・・・・・・34

ね

粘液嚢胞・・・・・・・・・・・・・・・・・・・・・・94
粘液瘤・・・・・・・・・・・・・・・・・・94,108,133

の

脳回圧痕・・・・・・・・・・・・・・・・・・・・・・42
脳ヘルニア・・・・・・・・・・・・・・・・19,52,100
脳膿瘍・・・・・・・・・・・・・・・・・・・・・96,108
脳梁欠損・・・・・・・・・・・・・・・・・・・・・・14
脳瘤・・・・・・・・・・・・・・・・・・・・・・・・・・14

ひ

肥厚症・・・・・・・・・・・・・・・・・・・・・・・・40
鼻骨骨折・・・・・・・・・・・・・・・・・・・・・・71
鼻前頭管・・・・・・・・・・・・・・・・・・・・・・69
皮膚カフェオレ斑・・・・・・・・・・・・・・・・・37
皮膚洞・・・・・・・・・・・・・・・・・・・・・・・・15
ピンポンボール型骨折・・・・・・・・・・・・・64

ふ

副鼻腔真菌症・・・・・・・・・・・・・・・・・・・92
舟状頭蓋・・・・・・・・・・・・・・・・・・・・・・30

へ

扁平頭蓋底・・・・・・・・・・・・・・・・・・・・39
扁平椎・・・・・・・・・・・・・・・・・・・・・・・112

ほ

縫合線・・・・・・・・・・・・・・・・10,33,42,54,102
　　――と骨折線との鑑別・・・・・・・・・・42
縫合離開・・・・・・・・・・・・・・・・・・43,57,100
放射線性骨髄炎・骨壊死・・・・・・・・・・155
泡状外脊索症・・・・・・・・・・・・・・・・・・129

ま

膜性骨・・・・・・・・・・・・・・・・・・・・・・・・10
　　――の欠損に起因する先天疾患・・・10

む

無脳症・・・・・・・・・・・・・・・・・・・・・・・・10

め

眩暈・・・・・・・・・・・・・・・・・・・・・・・63,130

も

盲孔・・・・・・・・・・・・・・・・・・・・・・・・・・15
網膜芽細胞腫・・・・・・・・・・・・・・・・・・121

や

矢状縫合(sagittal suture)・・・・・・12,27,42,100,

ゆ

揺さぶられっこ症候群・・・・・・・・・・・・・66

よ

羊膜索症候群・・・・・・・・・・・・・・・・・・23
羊膜破裂シークエンス・・・・・・・・・・・・・23
翼突管・・・・・・・・・・・・・・・・・・・・・・・・60

ら

ラムダ縫合(lambdoid suture)・・・・・・12,27,57
ラムダ縫合離開・・・・・・・・・・・・・・・・・56

り

良性脊索細胞腫 ････････････････ 131

る

類上皮腫 ･････････････････････ 21
類表皮腫 ･･････････････････ 23,131
類表皮嚢胞 ･･････････････････ 48,111

れ

裂孔頭蓋 ･･･････････････････ 106

A

acrania ･････････････････････････ 10
acrocephalosyndactyly Type 1 ･････ 31
anencephaly ････････････････････ 10
ameloblastoma ････････････････ 142
amniotic band sequence ･･･････ 23
aneurysmal bone cyst change ･･ 114,134
arachnoid pit ･････････････････ 19
arachnoid villi ････････････････ 19
arcuate eminence of the superior semicircular canal
 ･･････････････････････････････ 49
atretic cephalocele ･････････････ 18
Apert症候群 ････････････････････ 31

B

basilar impression ･････････････ 34
beveled edges ･･･････････････ 113
bimastoid line ･･･････････････ 34
blow-in骨折 ････････････････ 75
blow-out骨折 ･･･････････････ 72
bulimia nervosa ･････････････ 87
button sequestrum ･･･････････ 113

C

calcifying odontogenic cyst ･････ 149
cephalocele ････････････････ 13
Chamberlain line ･･･････････ 34
Chiari奇形 ････････････ 10,34,42,107
cholesteatoma ･･････････････ 97
cholesterol granuloma ････････ 97
chordoma ･･････････････････ 124
cochlear concussion ･････････ 63
congenital occipital dermal sinus ･ 19
contrecoup injury ･･････････ 55
corrugations of the orbital roof ･ 49
craniolacunia ････････････ 25,106
Crouzon症候群 ･････････････ 31
cutis aplasia congenita ･････ 23

D

Dandy-Walker症候群 ･･････････ 14

dermal sinus ･････････････････ 15
dermoid ･･････････････････････ 16
dermoid cyst ･･････････････ 21,111
double contour ･･････････････ 113
duralsinus malformation ･･････ 102
Dyke-Davidoff-Masson症候 ････ 35

E

ecchordosis physaliphora ････ 129
embryonic falcine sinus ･･････ 19
encephalocele ･･････････････ 14
endolymphatic sac tumor(ELST) ･ 135
epidermoid cyst ･････････････ 21,111
Erdheim-Chester病 ･･････････ 85
extranasal glioma ･･･････････ 16

F

facial buttress system ･･･････ 68
fibrous dysplasia ･･･････ 37,113,133
foramen cecum ････････････ 16
frontal bar ･･････････････････ 68
frontoethmoidal cephalocele ･ 15
frontoethmoidal encephalocele ･ 16

G

Gardner症候群 ････････････ 108
gliocele ･････････････････････ 13
growing skull fracture ･･････ 64

H

Hajdu-Cheney症候群 ･････････ 35
hard palate ･･･････････････ 68
hemangioma ････････････････ 109
hyperostosis interna ････････ 40

I

impingement ･･･････････････ 74
inferior orbital rim ･･･････ 68
inio-indineal canal ･･････ 45
interdiastric line ･･･････････ 34
internal nasal glioma ･･････ 14
intranasal glioma ･･･････････ 16
intraosseous meningioma ･･ 116
invasive adenoma ････････ 126

K

Klippel-Feil症候群 ････････ 34

L

lacunar skull ････････････ 23,106
Langerhans細胞組織球症 ･ 23,82,112
Le Fort骨折 ･･･････････････ 76

leptomeningeal cyst · · · · · · · · · · · · · · · · · 64
Lückenschädel · · · · · · · · · · · · · · · · · 25,106
lumps and bumps · · · · · · · · · · · · · · · · · · · 49

M

malignant lymphoma · · · · · · · · · · · · · · · · 120
Marchiafava-Bignami病 · · · · · · · · · · · · · · · 88
Mazabraud症候群 · · · · · · · · · · · · · · · 113,133
McCune-Albright症候群 · · · · · · · · · · · · 37,113
McGregor line · 34
medial canthal tendon(MCT) · · · · · · · · · · · 71
Meningocele · 15
meningoencephalocele · · · · · · · · · · · · · · · · 14
meroanencephaly · · · · · · · · · · · · · · · · · · · 10
Morgagni症候群 · · · · · · · · · · · · · · · · · · · 40
MRONJの臨床診断基 · · · · · · · · · · · · · · · 152
multiple myeloma · · · · · · · · · · · · · · · · · · 119

N

nasal dermal sinus · · · · · · · · · · · · · · · · · · 17
nasal dermoid · 15
nasal glioma · 14
nasofrontal duct · · · · · · · · · · · · · · · · · · · 69
nasopharyngeal encephalocele · · · · · · · · · · 16
naso-maxillary · 68
naso-orbito-ethmoid(NOE)骨折 · · · · · · · · 71
non-petrous fracture · · · · · · · · · · · · · · · · 62
non-syndromic craniosynostosis · · · · · · · · · 33

O

occipital atretic cephalocele · · · · · · · · · · · · 20
occipital cephalocele · · · · · · · · · · · · · · · · · 14
occipital meningoencephalocele · · · · · · · · · 15
occipitomastoid suture · · · · · · · · · · · · · · · 59
odontogenic keratocyst · · · · · · · · · · · · · · 147
odontogenic myxoma · · · · · · · · · · · · · · · 147
odontoma · 144
ossified interclinoid ligament · · · · · · · · · · · 50
osteogenic sarcoma · · · · · · · · · · · · · · · · 109
osteoma · 108
osteonecrosis of the jaw · · · · · · · · · · · · · 151
osteoradionecrosis(ORN) · · · · · · · · · · · · 155
osteosarcoma · 121
otic capsule-sparing fracture · · · · · · · · · · · 62

P

Paget病 · · · · · · · · · · · · · · · · · 39,83,121,135
parietal atretic cephalocele · · · · · · · · · · · · 22
parietal cephalocele · · · · · · · · · · · · · · · · · 15
parietal foramina · · · · · · · · · · · · · · · · · · · 23
parietal thinning · · · · · · · · · · · · · · · · · · · 40
petrooccipital synchondrosis · · · · · · · · · · · 59

petrosquamous fissure · · · · · · · · · · · · · · · 59
petrous fracture · · · · · · · · · · · · · · · · · · · 62
Pfeiffer症候群 · 31
pia arachnoid membrane · · · · · · · · · · · · · 19
ping pong fracture · · · · · · · · · · · · · · · · · 64
planum sphenoidale · · · · · · · · · · · · · · · · 49
prominent jugular tubercle · · · · · · · · · · · · 49
pterygomaxillary · · · · · · · · · · · · · · · · · · 68
punched-out lesion · · · · · · · · · · · · · · · · · 82

R

RANKL · 138,151
Rasmussen脳炎 · · · · · · · · · · · · · · · · · · · 36

S

sarcomatous transformation · · · · · · · · · · 137
singular canal · 60
sinus pericranii · · · · · · · · · · · · · · · · · · · 21
skull metastasis · · · · · · · · · · · · · · · · · · 117
skull-base metastasis · · · · · · · · · · · · · · · 128
smash(crush)骨折 · · · · · · · · · · · · · · · · · 78
solitary infantile myofibromatosis · · · · · · · 23
spheno-occipital synchondrosis · · · · · · · · · 44
sphenopetrosal suture · · · · · · · · · · · · · · · 59
sphenosquamosal suture · · · · · · · · · · · · · 59
spontaneous lateral spheloid cephalocele · · 18
Stewart-Morel症候群 · · · · · · · · · · · · · · · 40
Sturge-Weber症候群 · · · · · · · · · · · · · · · 37
subarcuate canaliculus · · · · · · · · · · · · · · 60
sun-burst appearance · · · · · · · · · · · 109,121

T

trapdoor fracture · · · · · · · · · · · · · · · · · · 73
tripod(trimalar)骨折 · · · · · · · · · · · · · · · 74
Troell-Junet症候群 · · · · · · · · · · · · · · · · 40
tympanomastoid fissure · · · · · · · · · · · · · 59
tympanosquamous fissure · · · · · · · · · · · · 59

V

vestibular concussion · · · · · · · · · · · · · · · 63
vertebra plana · · · · · · · · · · · · · · · · · · · 112
vertical mandible buttress · · · · · · · · · · · · 68
vidian canal · 60
von Hippel-Lindau(VHL)病 · · · · · · · · · · 135

W

Welcker basal angle(WBA) · · · · · · · · · · · 39
Wernicke脳症 · 88

Z

zygomaticomaxillary · · · · · · · · · · · · · · · 68
——complex(ZMC)骨折 · · · · · · · · · · · · · 74

頭蓋・顔面病変の画像診断

2019年3月30日　第1版第1刷発行

■編　集	土屋一洋　つちや　かずひろ	
■発行者	三澤　岳	
■発行所	株式会社メジカルビュー社	
	〒162-0845 東京都新宿区市谷本村町2-30	
	電話　03(5228)2050(代表)	
	ホームページ http://www.medicalview.co.jp/	
	営業部　FAX 03(5228)2059	
	E-mail　eigyo@medicalview.co.jp	
	編集部　FAX 03(5228)2062	
	E-mail　ed@medicalview.co.jp	
■印刷所	図書印刷株式会社	

ISBN978-4-7583-1607-1 C3047

ⓒ MEDICAL VIEW, 2019. Printed in Japan

・本書に掲載された著作物の複写・複製・転載・翻訳・データベースへの取り込みおよび送信(送信可能化権を含む)・上映・譲渡に関する許諾権は，(株)メジカルビュー社が保有しています．
・JCOPY〈出版者著作権管理機構 委託出版物〉
本書の無断複製は著作権法上での例外を除き禁じられています．複製される場合は，そのつど事前に，出版者著作権管理機構(電話 03-5244-5088，FAX 03-5244-5089，e-mail：info@jcopy.or.jp)の許諾を得てください．
・本書をコピー，スキャン，デジタルデータ化するなどの複製を無許諾で行う行為は，著作権法上での限られた例外(「私的使用のための複製」など)を除き禁じられています．大学，病院，企業などにおいて，研究活動，診察を含み業務上使用する目的で上記の行為を行うことは私的使用には該当せず違法です．また私的使用のためであっても，代行業者等の第三者に依頼して上記の行為を行うことは違法となります．